読者・ユーザカード

このたびは小社の出版物をお買い上げいただき、誠にありがとうございました。このカードは、(1) ユーザサポート (2) アンケート集計 (3) 小社案内送付 (ご希望の場合のみ) を目的とし、あくまでも任意でご記入いただくものです。いただいた個人情報は決して他の目的には使用せず、厳重な管理の下に保管いたしますので、よろしくお願い申し上げます。

リアル脳卒中
患者200人の生の声

●この出版物を何でお知りになりましたか?

1.広告を見て(新聞・雑誌名　　　　　　　　　　)
2.書評・紹介記事を見て(新聞・雑誌名　　　　　　　　　　)
3.書店の店頭で　　　　4.ダイレクト・メール
5.インターネット　　　　6.見計い
7.その他(　　　　　　　　　　)

●この出版物についてのご意見・ご感想をお書き下さい。

●主にどんな分野・テーマの出版物を希望されますか?

●小社カタログ(無料)の送付を希望される方は、チェック印をお付け下さい。

□書籍　□CD-ROM・電子ブック　□インターネット

料金受取人払郵便

品川局承認

5042

差出有効期間
平成31年11月
30日まで
—切手不要—

郵便はがき

140-8790

019

(受取人)
東京都品川区南大井 6 - 16 - 16
鈴中ビル大森アネックス

日外アソシエーツ(株)

営業局 行

ご購入区分:個人用　会社・団体用　受贈　その他(　　　　　)		
(フリガナ) お名前	生 年 月 日 年　月　日(　　才)	性 別 男・女
勤務先	部署名・役職	
ご住所(〒　　—　　) TEL.　FAX.　□勤務先　□自宅		
電子メールアドレス		
ご利用のパソコン	(OS)	

ご購入年月日	ご購入店名(書店・電器店)
年　月　日	市区 町村

リアル脳卒中

患者200人の生の声

結城俊也 著

日外アソシエーツ

装 丁：赤田 麻衣子
イラスト：なかのりか

はじめに

私は二〇数年間にわたり、主に脳卒中者のリハビリテーション治療に携わってきた人間です。多くの脳卒中者の苦悩に接しながら、その再生過程に立ち会ってきました。

脳卒中者は発症を境にして、昨日まであたりまえに行っていたことが行えなくなってしまうという「自明性の崩壊」とでも言うべき経験をします。そのような状態から再び社会復帰をめざすわけですから、その苦労は推して知るべしでしょう。

臨床に出て一〇年が過ぎた頃からでしょうか。もっと脳卒中者の内実を知りたいという思いが強くなり、脳卒中という経験がその人にとってどのような意味を持つのかについて聞き取り調査（ロングインタビュー）を開始しました。現在まで二〇〇名以上の方々にご協力いただき、大学院ではそのデータを基に論文をまとめました。

本書は論文作成時に利用した脳卒中者の語りデータを中心にまとめたものです。第一部は十章から構成されており、「第一章　にぎる」、「第二章　あるく」、「第三章　かんじる」、「第四章　はなす」、「第五章　かく」、「第六章　いたむ」、「第七章　まなざされる」、「第八章　くらべる」、「第九章はかなむ」、「第十章　あきらめる」とそれぞれに中心テーマが据えられています。そして各章のテーマに沿った脳卒中者の生の語りを例示し、その経験の意味を読み解いていくという作業を行っています。

また第二部では脳卒中以外の例も取り上げて、私たちの身体がいかに文化や習慣と密接不可分なものであるかについて論じました。身体とは諸器官の寄せ集めではありません。その地域の風土や気候によって育まれた文化、習慣、作法などの影響を受け、実に多彩な様相をみせるのです。この点の理解なくしては、セラピストとしてリハビリテーション医療に従事するなど、とてもできないのではないでしょうか。

本書はできるだけ多くの方々に読んでいただくため、医学的な専門用語は極力避けるように配慮しました。そして各章は独立形式をとっていますので、興味のあるところから読んでいただいても十分理解できる内容となっています。お気軽にページをめくっていただければ幸いです。

目　次

第一部

脳卒中者のリアルな世界

第一章

にぎる ―― 道具と身体

人間は直立二足歩行になることにより、手の自由を獲得しました。そして様々な道具を作り、文明が飛躍的に発展していったことは周知のことでしょう。手は労働から芸術まで、幅広い分野にわたって活躍してくれます。日本人の手の器用さについてはよく耳にするところですが、日本では頭で判断するよりも、五感を通した身体的判断を重視する伝統があるようです。文明批評家の長谷川如是閑は、古代ギリシャに端を発する西洋文明は「頭脳の文明」であるが、日本は「手の文明」であると述べています。ここでいう「手の文明」とは、日本は観念よりも実践を重んじる国であること意味しています。

実際のところ、私たちの習慣化された日常生活の諸動作においては、頭で考えるよりも身体のほうがいち早く反応し、多くのことを知っている場合がほとんどです。箸で食事をする際に、いちいち箸の動かし方など考えません。食事の所作は手がすべて覚えているのです。このように身体に根ざした知性のことを身体知と言います。日本人は身体知を基本としながら、実に多様な伝統技術を育んできました。特に手仕事を駆使した職人技は、観念よりも実践の積み重ねによって、まさに手が記憶していくものと言えるでしょう。

この章では、職人と言われる仕事をしている二名の脳卒中者（寿司職人、大工職人）の経験を通して、手を使うこと、特に握る（つまむ）ことの意味について考えてみたいと思います。

○道具とリズム

私たちの身のまわりは様々な道具であふれています。石器時代より脈々と続いてきた道具の進歩は、今日の産業社会の繁栄をもたらしました。そもそも、人間は自分の身体の延長として道具を作ることにより、生活スタイルを変化させてきたと言えます。例えば金づちは、げんこつと腕の延長としての道具です。この金づちという道具を作ることによって、「打つ」という加工労働は飛躍的に発展しました。その結果、より頑強で規模の大きな建築物を大量に生産できるようになり、人間の居住スタイルは変化していったと考えることができるでしょう。

このように道具の進化が文化を変化させる契機となるなら、道具を使って様々なものを作り出す職人の仕事は、まさに文化に根差した労働であると言えるでしょう。ここでは道具をうまく握れなくなった職人たちの経験を通して、握ることの意味について考えてみましょう。

握り一個分二〇gですか。これを右手でやりますからね。左手はっていうとネタをここに（左手に）つかんでのっけて、そこにご飯をのっけて軽く握るんです。ジェスチャーでやってみるけどリズムにならないですね。左の大切さがわかりましたね。

僕らは包丁使いますから感覚ですよね。あんまり震えるとね、左手切ったりしますんで。用がないとき練習してみるけどリズムがね、まだ合わない。こんな調子じゃね、まだお客さんの前に立つなんてできませんわね。（寿司職人スズキさん・六〇代男性）

だから仕事でいうと、げんのう（金づち）右手で持ってノミ叩くでしょ。そっぽ向いてできなきゃだめなんだよね。それで職人の機械って右利き用がほとんど。このままだったらやばいよな。仕事戻れんのかな、俺。

げんのう（金づち）の、こう（殴打面が）二つありますよね。これの向きだよね。これを（金づちを）戻したときの、この（殴打面の）向きが違ってると、ノミのかつらじゃなくて親指のほう殴っちゃうよね。これじゃまだ中途半端な仕事しかできない。（大工職人ナカガワさん・四〇代男性）

この語りは発症後二週間から二ヶ月頃のものです。寿司職人スズキさんは左麻痺（非利き手側）、大工職人ナカガワさんは右麻痺（利き手側）であることを確認しておきます。

この時期になると、二名ともぎこちなさは残りますが、仕事道具を握って練習を開始していました。しかしながら包丁や金づちはうまく身体となじまず、発症前との感覚のずれを経験していました。特に職人の仕事というものは、精緻な技の連続です。それだけに、わずかな感覚のずれであっても、それは突出して意識されることになるでしょう。

哲学者の市川浩によると、用具（道具）には用具の構造、論理があり、それにのっとらなければ使用できないといった側面があると述べています。つまり、私たちは無意識のうちに用具の構造に身をそわせ、自然と用具に組み込まれている側面があるということになるでしょう。道具を使いこなすとは、それが操作対象から身体の一部に延長し、客体として意識する必要がなくなることです。ところが彼らは麻痺の影響によって、道具に身をそわせきれていない状況です。だからこそ感覚のずれが生じ、そこに違和感を覚えることになります。「リズムにならないですね」、「そっぽ向いてできなきゃだめなんだよね」という語りは、道具と身体が一体化していないことの証左だと言えるでしょう。

では、道具を自分の身体の延長として自在に使いこなすためには、どうしたらよいのでしょうか。使い始めの新しい道具というものは、いまひとつ身体に馴染まず使いづらいものです。ところが使い込んでいくうちに自然と身体に馴染み、自分の一部となっていくという経験は誰しもあるところでしょう。つまり道具が自分の身体の延長（一部）となる条件は、繰り返し使い込むという経験であるということになるのです。

しかし、ここでひとつ忘れてはならないことがあります。それは道具が身体の延長となるためには、道具を使うことによって生じる結果について、事前にイメージできることが大切だということです。別の言い方をすれば、道具を使うことの意味について、事前に把握している必要性があるということになります。

ここでひとつの研究を紹介しましょう。認知神経科学を研究する入来篤史らは、サルが熊手を使って、前方にある餌を手前に引き寄せるときの脳内ニューロン（神経細胞）の活動を観察するという実験を行いました。その結果、今まで手を表現していた脳内ニューロンが、熊手をも表現するようになったのです。これは手の身体図式（身体の潜在的な知覚の枠組み）が熊手まで延長されたこと（熊手が身体の一部としてコードされたこと）を示唆するものです。さらに注目すべきは、サルが単に手に持った熊手を眺めているだけではこの変化は起こらなかったという事実です。

おそらくこのサルは、熊手という道具を使えば餌が手に入ることを事前にイメージできたのではないでしょうか。だからこそ、そのような行動に出て、餌を手に入れることができたと考えられます。つまり、このサルは熊手という道具の意味、すなわち、それを使えば餌が手に入り、生存戦略上有利であるという意味を把握しており、そのうえで能動的に働きかけたからこそ、身体の延長となりえたと言えるのではないでしょうか。

発症前、スズキさん、ナカガワさんともに長年使い込んできた道具の意味は十分に把握していたはずです。そして仕事の仕上がり具合も十分にイメージできており、道具は身体の延長としていきいきと振る舞っていたことでしょう。しかし発症後は、道具によって実現される世界のイメージがつかず、困惑した状態に陥ってしまいました。このような状態ではとても道具が身体の延長であるとは言えません。だからこそ「こんな調子じゃね、まだお客さんの前に立つなんてできませんわね」、「これじゃまだ中途半端な仕事しかできない」と悲観的に語っていると考えられます。ここでの二人の語りは、「どうせ〜できない」という形式で語られるネガティブな未来の先取りです。つまり二人とも、この時点ではまだ自分の未来を握りしめられない状態であったと言えるでしょう。

精神と身体は密接不可分なものです。道具が精神としての身体の延長であるなら、道具には職人としての精神性そのものが凝縮されているといってもよいでしょう。彼らの抱く「再びお客の前に立てるのか」、「仕事に戻れるのか」といった不安は、職人としての精神性が凝縮された道具をしっかりと握れないことによって生じる、自分という存在の不確かさに由来するのではないでしょうか。

握るとは、「手中に収める」、「自己のものとする・掌握する」という意味があることを考えれば、道具を握ってしっかりと仕事ができるという実感は、それによって実現される世界を手中に収め、自分という存在の確からしさを自分自身で掌握するための重要なことであると言えるのかもしれません。道具をしっかりと握って仕事をすることにより、匠の技は完成します。その過程において実感するすべて─自分という存在の確からしさの実感を含むすべて─が道具を握り仕事をすることの意味であると言えるでしょう。

○感覚の分節化と言葉の多様化

発症から二ヶ月が過ぎた頃から、麻痺は徐々に改善傾向を示し、指で細かいものをつまんだり、ボールや筒を握ったりと、さまざまな手の使用が可能となってきました。そして手の運動の回復に伴い、物に触れたときの知覚能力も改善していきました。以下の語りはその頃のものです。

職人としてね、仕事に戻るんだったら、それなりにですね、準備しとかなきゃいかんなと。な

るべく左手を動かすようにしてますもんで。自分では前よりこすったり、なでたりと、まあ、いろいろとね、できるかなと。仕事にはね、こういう感覚がいちばんですからね。私としては、まあ、どうしたってもう一度ね、復帰したいですからね。（寿司職人スズキさん・六〇代男性）

木ビスをこうガバッとつかんで親指と小指で分けるんだよね。まだポロッと落ちちゃうんだけど、そんでもだいぶ手繰り寄せたり、選り分けたりできるようになってきた。もうこれ職人の基本だからさ、モタモタしてられないんだよね。だからひまなときはさ、こうつまんだり、握ったりさ、してんですよ。（大工職人ナカガワさん・四〇代男性）

ここでの語りのひとつの特徴として、「こする・なでる」「つまむ・にぎる」といった身体にまつわる動詞が多様になってきたことがあげられます。このような言葉の多様化は一体何に由来するのでしょうか。「こする・さする・なでる」は手のひらを人の体や物の表面に当てて動かすという共通の意味を持った類似語ですが、その違いは力の入れ具合（強さ）にあります。力の入れ具合の強い順に並べると「こする→さする→なでる」という関係になるでしょう。また「さする」は主に苦痛を取り除くために、「なでる」は相手をいとおしく思う気持ちを表現するためにといったように、目的によって使い分けることもあります。

一方、「つまむ・にぎる」の違いは、使用する身体部位の差（指先なのか手ひら全体なのか）にあります。「つまむ」が指先で挟みもつことを意味するのに対し、「にぎる」は掌の中にしっかりと保持するという意味があります。してみれば、両語を持つ量の多少で並べると「にぎる→つまむ」という関係になります。また、より細かい物は指先でつまむように、持ち上げる物の質によっても使い分けるでしょう。

このように力の入れ具合や身体のどこを使うかによって、言葉が細分化されているということは、その違いがわかるだけの知覚能力を有していなければなりません。約五〇年間旋盤工として働き、そのかたわらで多くの小説を発表している小関智弘によると、鉄を削る職人が使う言葉として、「削る（けずる）・挽く（ひく）・切る（きる）・剝る（へずる）・刳る（くる）・刮ぐ（きさぐ）・揉む（もむ）・抉る（えぐる）・浚う（さらう）・舐める（なめる）・毟る（むしる）・盗む（ぬすむ）」などをあげています。熟練工と呼ばれる職人が、これだけの言葉を使い分けるということは、彼らはその細分化された言葉に対応したそれぞれの知覚を弁別する能力があるということなのです。

さらに小関によると、機械職人は「あと一〇〇分の三ミリ削ってくれ」と言うかわりに、「なめる」、「さらう」を使って、「あとイッパツ舐めて（なめて）、しっくり入るようにしてくれ」などと言うそうです。つまり「なめる」や「さらう」という言葉を使うには、一〇〇分の三ミリ単位の細分化された知覚能力が必要だということであり、逆に一〇〇分の三ミリ単位の細分化された知覚能力が仕事上必要だからこそ、言葉が細分化されたとも言えましょう。

以上のことから、この時期に身体に関する言葉が多様化した理由は、少しずつ動かせるようになってきた手で、この環境世界に対してより多様に働きかけられるようになったことに由来するでしょう。すなわち、より細やかな動きはより細やかな知覚を保証し、より細やかな知覚はより細やかな動きを保証するという相乗効果のなかで、この環境世界を分節化する言葉が増えていったと考えられるでしょう。

私たちは身体によって世界が分節化されると同時に、世界によって身体が分節化されるという共起的な世界に住んでいます。したがって、スズキさん、ナカガワさんにとって少しずつでも知覚の差を感じ分けられるようになったこと、すなわち身体によってこの環境世界により細やかに働きかけられるようになったという経験は、匠の技を生み出す職人としてのアイデンティティに直結する重要な出来事であったと言えるのではないでしょうか。

○物を介して自分に触れるということ

ここでは発症から半年〜一年頃の語りについてみていきます。この時期になると、物の形状や質感などもだいぶ感じられるようになってきました。そのような経験に照らし合わせながら、物に触れることの本質について考えてみたいと思います。

家内が果物むいてきて手のひらでもらうんですよ。それで食べてみるとね、前と違うかなっていう感覚がしますね。一時期はなまあったかくてリンゴでも色が変わったり。今はね、冷蔵庫から出した冷たいままの。僕らはあまり手に熱をもっちゃいけないんですよ。生もの扱うんでね。だいぶね、潤いのある手になったなーって。（寿司職人スズキさん・六〇代男性）

かなりビスの一本一本がはっきりしてきましたね。前はもっとぼんやりしてた。まだ落しちゃうこともあるけど、でもだいぶ素早くヒュッてつまめるようになってきた。指の腹がビスの形に合ってきたよね。（大工職人ナカガワさん・四〇代男性）

この時期になると、二名とも上肢機能、および手指機能はかなり高いレベルまで改善していました。そのため、より能動的に環境に対して働きかけられるようになり、立ち現れる世界も多様化していました。私たちの身体はこの世界を経験するための媒体です。物への触れ方が多様になるということは、それだけこの世界を豊かに感じられるということになるでしょう。

ナカガワさんはビスの一本一本がはっきりと感じられるようになったと語っていますが、これはより繊細に物との関係性を切り結ぶことができるようになったこと（身体を介してより鮮やかに感じられるようになったこと）を示すものです。

またスズキさんが冷たいリンゴを冷たいまま持っていられるようになったということは、自分の手が潤いを取り戻しつつあることに気づくという経験でもあります。皮膚の柔軟性が低下した冷たい手では、リンゴの清廉な冷たさを感じ取ることはできないでしょう。潤いのある柔軟性を取り戻した手でリンゴに触れるからこそ、相対的にリンゴの冷たさやみずみずしさを感じることができるのです。つまりリンゴという対象物の特性は、スズキさんがリンゴを触ったり、握ったりしながら、摩擦や圧力をかけるという実践のなかで、その姿をあらわします。

してみれば、環境世界における様々な対象物の抽象的な特性は、その対象物だけに帰属しているのではなく、手で物に触れるように、私たちの身体が関わるという実践のなかで共起的にあらわれるのです。つまり物の特性とは、私たちが身体としてその対象物をどのように経験したかを反映すると言えるでしょう。

何かに触れるという行為は単なる物理的な接触運動ではありません。触れることは引き起こすことと感じ取ることがひとつの円環となっているのです。つまりスズキさん、ナカガワさんは、リンゴやビスを握ったりつまんだりしながらその物を感じつつ、同時にリンゴやビスを介して自分自身の身体に触れているという経験をしていると言えます。だからこそ自分の手が潤いを取り戻しつつあること、そして指腹がビスに合ってきたことなど、自分の身体について言及ができるのでしょう。

物は私たちの知覚能力が、外部の環境世界で実現するための媒介となります。したがって彼らは、物を介して身体が自分自身に遡及的にかかわるという経験を通じて、職人としての存在にひとつ近づいたという意味を見出しのではないかと考えられるでしょう。

○手仕事こそ日本の強み

ここまでは、長年にわたって職人として仕事をしてきた二名の脳卒中者の経験について、主に「握る」という視点から見てきました。そして精緻をきわめた職人の仕事が、どれだけ細やかな手仕事によって支えられているかということに、改めて気づかされました。

手の微細な知覚能力は、世界をより細やかに、そしてより豊かにとらえるうえで重要な条件であり、職人としてのアイデンティティを支える根幹です。手仕事を通したものづくりの経験は、身体知という記憶として私たちに深く刻み込まれることでしょう。

手、そして身体全体を駆使してものづくりに励んできた日本人は、頭のロジックとは別様の知性に長けています。先ほどの寿司職人スズキさんは、昔の職人さんを集めて握りを数十個作り、一個あたりの米粒数を数えたことがあるそうです。するとすべての握り一個あたりの米粒数の誤差は、わずか二〜三粒だったそうです。このような身体で感じ、判断し、そして実行するという身体感覚優位の姿勢は、私たち日本人のひとつの重要な基盤であると言えるでしょう。このような身体に根ざした知性は、今後のものづくりにおいても堅持していきたいものです。

第二章

あるく ―― 空間を押し広げることの意味

「歩く」とは、人間の基本動作のうちのひとつであり、ほぼ自律的にパターン化された身体運動です。普段歩くとき、私たちは手足の振り方や姿勢についていちいち気にしたりしません。もし一挙手一投足を意識的に行おうとしたら、私たちはまったく歩けなくなってしまうでしょう。ニコライ・A・ベルンシュタインはこのことに関して、ひとつの笑い話を紹介しています。ヒキガエルが楽しげに踊っているムカデに対して言いました。「君のダンスはすばらしいけど、二三番目の脚を上げているとき、一八番目と三九番目の脚はどうなっているの？　一四番目の脚といっしょに動く足はどれ？　七番目の脚を前に動かしているとき、三一番目の脚はどれが支えているの？」ムカデはそのようなことは一度も考えたことはありませんでしたが、観察してみることにしました。すると背筋が寒くなり、一歩たりとも動けませんでした。いくら動けと命令しても、脚はまるで麻痺したように知らんぷりを決めこむのでした。脚を動かす順番を考えれば考えるほど、脚はうろたえ、地面にはりつき、とうとうムカデは気絶してしまうのです。

脳卒中に罹患すると、麻痺の影響によって足はうまく振り出せなくなったり、体重をしっかりと支えられなくなったりします。この時、脳卒中者の方は、先のムカデのように頭で考えながら命令し、目一杯に努力してなんとか動こうとします。しかし思うように足は出ず、歩くことによって立ち現れる世界は、発病前のそれとは違ったものになってしまうのです。ここでは脳卒中者の経験から歩くこと、動くことについての意味について考えてみたいと思います。

○歩けないのに歩こうとする人

多くの場合、脳卒中を発症すると身体運動機能は急速にレベルダウンすることになります。病院に搬送されると、病室のベッドという狭い空間に囲い込まれ、自由に歩き回ることを制限されてしまいます。そのような状況ですので、脳卒中者の方は自分の現在の身体機能を十分に確認することができません。麻痺した身体で外部環境に働きかけたとき、どのような世界が立ち現れるのかについて十分に体験することができないのです。私たちは身体として外部環境のなかを能動的に動き回り、様々な活動を繰り返すという循環的因果のなかでこそ、世界がいきいきと立ち現れてくるのを感じることができるのです。次の語りは発症直後のものですが、現在の身体状況を明確に認識しておらず、発症前の身体として語っている例です。

あのさ、トイレ行きたいんだけどやらせてくんないんだよ、危ないからって。危ないからって言うけど、昨日まで行ってたんだよ、俺は。行けっと思うんだけどなー。けど、絶対ダメって。まあ、心配してくれてんだろうけどね。でもやろうと思えばね、立ってね、ちょっと行くぐらいできると思いますよ。けっこう体は動かしてた方だからさ、足腰には自信があんですよ。これ、やらないからダメなんだよ。やればなんとかなんだよ。（建設業従事者ウエダさん・五〇代男性）

この時、建設業従事者ウエダさんの身体機能は座位も不安定な状態でした。しかし、それにもかかわらず歩けると言い張るのです。先に指摘したように、ウエダさんは発病後すぐに救急搬送され、ベッドという狭い空間に囲い込まれました。そのため現在の身体として外部環境のなかを能動的に動き回れないため、現状の身体機能レベルを十分に認識できないのです。よってウエダさんが拠り所とするのは、発病前の習慣的な身体ということになるのでしょう。そのため発病前のふるまいが自動的に発現し、物理的には歩けないにもかかわらず、歩けると言い張ると考えられます。

ここで身体を構成する二つの次元について考えてみたいと思います。湯浅泰雄の区分にならえば、身体には日常的に体感している主観的な（心理的な）身体と、科学的な解明の対象となる客観的な（生理的な）身体という側面があります。前者は内側からありありと感じることのできる一人称的身体のことであり、イメージとしての身体です。後者は物理的な三人称的身体のことであり、「それ」として目に見え、手で触れることができる生理的な身体です。身体におけるこの二つの次元は、通常であれば大きなズレはなく、物理的な身体と心的イメージとしての身体は重なり合っています。だからこそ私たちは「いま・ここ」において、身体として実存しているという「自己の存在の確からしさ」を持てるのです。

しかし脳卒中を発症すると、麻痺や感覚障害、そして様々な高次脳機能障害の影響により、主観的な身体と客観的な身体との間にしばしばズレが生じてしまいます。加えてウエダさんのように発症初期において、客観的身体（麻痺した身体）として自由に外部環境に働きかけていくことを禁止されてしまうと、「麻痺した身体としての自分」を十分に認識できないため、混乱を引き起こすのです。してみれば、ウエダさんはわがままで「歩かせろ」と言っているのではなく、発症直後のために客観的身体（麻痺した身体）としての自分を認識できないから言っていると考えられます。つまりこの時のウエダさんの主観的身体は、あくまでも「発病前の歩ける自分」という心的イメージが大半を占めていたと言えましょう。

このようにみると、私たちの身体は微妙なバランスを保ちながら成り立っていることがわかります。その後ウエダさんは歩行練習を行いながら、主観的身体と客観的身体のズレを少しずつ修正していくことになります。そしてその過程においては、自分という存在の確からしさも、微妙に揺れ動くことになるのです。

○歩くことの意味

人間にとって歩行は基本動作のひとつであり、そのふるまいは時間的、空間的にパターン化されています。しかし脳卒中になると、この歩行動作は往々にして解体してしまいます。再び歩けるようになるためには、繰り返しの練習が必要となるのです。ここでは脳卒中者における歩行解体の経験を参考にしながら、歩くことの意味について考えてみたいと思います。

リハビリ行って歩く練習してるけど、どうやって足出すか忘れちゃったみたい。こう足を意識してうまく振り出そうとしてもダメなんだよね。これできるようになるのかねぇ。まわりで階段とか練習してる人見ると、まるでサーカス見てるみたい。元気なときはねぇ、歩くのがこんなに難しいなんて考えもしなかったのに。（主婦オガワさん・七〇代女性）

脳みその力ふりしぼってね、よいしょって足出してますね。でもまだ雲の上歩いてる感じで不安ですね。あの、歩けないってことがね、こんなに情けないなんて思わなかったなー。もう、まったくね、別の世界になっちゃったって感じですね。（元会社員サカイさん・六〇代男性）

私たちは普段歩いているときに、いろいろなことを考えながら歩いていると思います。移りゆく風景をながめながら、日常の様々な雑事が浮かんでは消えていることでしょう。それでも私たちは自然に歩を進めています。歩行とはきわめて自律的な動作ですので、意識して動かす必要などほとんどないのです。しかし脳卒中者の方は、麻痺によってうまく身体を動かせなくなったぶん、意識的に努力して動かそうとします。冒頭で紹介したムカデのように、考えれば考えるほど足は凍りつき、うまく振り出せなくなるのです。オガワさんの「こう足を意識してうまく振り出そうとしてもダメなんだよね」という語りや、サカイさんの「脳みその力ふりしぼってね、よいしょって足出してますね」という語りはまさにその典型と言えましょう。

脳卒中者の努力にもかかわらず足をうまく振り出せないという事態は、オガワさん、サカイさんを混乱の淵に追いやります。そしてこの時、歩くことによって立ち現れる世界は、病前のそれとはまったく別物になっていると言えるでしょう。たとえ同じ道を歩く場合であっても、元気なときと、けがをして足を引きずっているときとでは、まわりの風景は違って見えるはずです。足を引きずりながら歩くのでは、元気なときに感じるいきいきとした風景の展開は望めません。また同じ道を歩くのでも、「なんて遠いんだろう」と感じるのではないでしょうか。散歩中に私の前を急に猛スピードで自転車が横切ったとしましょう。私はとっさに回避行動をとり、歩調は乱れることでしょう。そのとき、見慣れた風景は異質なものとして実感されると考えられます。

してみれば、日常生活で歩くということは、環境要因と人間との関係性のなかで変化するものであり、その変化に伴って立ち現れる世界そのものであるということになるでしょう。つまり環境要因（足にけがを負う・自転車が前を横切る）が私の歩行を変え（足を引きずって歩く・回避行動をとる）、私の歩行の変化に伴って世界の見方が変容する（意外と遠いな・危ないな）というすべての実感が歩くことの意味と言えるのではないでしょうか。

では、オガワさん、サカイさんの場合、歩くことによって立ち現れる世界はどのように変容したのでしょうか。オガワさんはまわりの人の姿を見て、まるでサーカスのようであると語っています。またサカイさんは雲の上を歩いているようで不安であると語っています。歩くとは両足で地面を踏みしめて進むことですので、その意味では地面を知ることとも言えます。しっかりと地に足をつけて歩き、地面からの反力を感じるということは、私たちを根本的に支えている地面という環境世界の安定性と信頼性の確信となります。これは翻って「しっかり歩いている私がいる」という自己存在の確信にもつながるものとも言えましょう。したがって、しっかりと地面を踏みしめて歩くことの意味は、環境世界の安定性や信頼性を通した自己存在の確信であると言えるでしょう。オガワさん、サカイさんはしっかりと地に足をつけて歩くことができないため、環境世界の安定性や信頼性を得ることができません。よって二人には、この世界がまるでサーカスの綱渡りや雲の上を歩くような不安定きわまりない状態として（サカイさんの語るようにまさに別世界として）立ち現れているのです。そしてそのような世界の立ち現れが脳卒中者を不安に陥れ、彼らの有能感を低減させていると考えられます。

歩くことで風景をはじめとした周囲の環境は次々と展開していきます。そして周囲の環境と歩く私との相互作用のなかで様々な世界が立ち現れてきます。そのなかで歩いている私が実感するすべてが、私にとっての歩くことの意味と言えるでしょう。

○歩くことによる時空間の生成

歩くとは足を踏み出して一定の距離を移動することです。「一定の距離を移動する」とは、そこに移動に要した時間と、移動した距離という空間が生じることになります。脳卒中者の方は、歩行練習を繰り返すことにより、徐々にその行動範囲が広がっていきます。行動範囲が広がるということは、移動した時間や距離（空間）も広がることを意味します。この時、脳卒中者は、歩くことに伴う時間や空間の変化を感じながら、自分自身の有能感について思いを巡らせることになります。

前は五分くらいかかってたのが、半分ちょっとでね、歩けるようになりましたね。それはそれでうれしいっていうか。だけどね、まだまだですよ。だってまわり健康な人ばっかりでしょ。そんなか入っちゃうとですね、あれですよ、まだまだっていうね。駅なんか歩いてるとみんな速いんですよ、歩くのが。ぜんぜんリズムが違う。なんか場違いなとこ来たようにね、なっちゃう。こないだも歩いてて、向こうからすごいスピードで歩いてきた人とすれ違って、フワーって飛ばされそうになりましたよね。なんかすごい悔しいっていうか、うん…。（会社員イワサキさん・五〇代男性）

散歩は続けてますよ。だいぶ足がね、しっかりして、歩いてるって感じがしてきました。ときどきこう振り返って、わー、だいぶ歩けるようになったなーって感動したりして。やっぱり歩けるっていうのはありがたいですよ。自分の世界が広がったっていうか、その、閉じこもってばかりだと世界が狭くなっちゃいますからね。まあ、これからもどんどん、どんどん出て行きたいと思いますね。(主婦アベさん・六〇代女性)

まずイワサキさんの語りをみてみましょう。冒頭でイワサキさんは同じ距離を半分の時間で歩けるようになったことを喜んでいます。しかしその喜びは、「うれしいっていうか」という言い回しからもわかるように、微妙なニュアンスを含んでいます。おそらく、そこには半分の時間で歩けるようになったことはうれしいけれど、健常者のなかに入ってしまうと、まだまだ満足できるレベルではないという複雑な気持ちがあると言えましょう。

イワサキさんは公共交通機関を使いながら元の会社に通勤しています。語りの後半でイワサキさんは、駅を利用する際にまわりのスピードやリズムについていけないと述べています。一般的に考えるなら、通勤時間帯の駅は、いわゆる健常者の方が大多数を占める時空間です。そのような環境のなかにおける人々のスピードやリズムは、健常者のそれであり、多くの脳卒中者にとって容易にシンクロできるものではありません。

コミュニケーション科学を専門とする三宅美博は、時空間が先にあって、そのなかで人間が振る舞うのではなく、人間の振る舞いのなかに時空間という場が生成し、それが徐々に人々の間で共有されていくと述べています。最近でこそバリアフリーやユニバーサルデザインなどが提唱されていますが、わが国はまだまだ健常者優位社会です。そのため健常者一人ひとりの振る舞いのなかに時空間という「場」が生成されて、それがやがて人々に共有され一般社会を形成していると考えられます。つまり一般社会において共有されるべき時空間としての「場」は、健常者のスピードやリズムであって、脳卒中者にとっては合わせるのが難しい現状と言えましょう。よって脳卒中者の方が、一般社会のなかに身をおくと、まわりと同調できないことで「場違い感」を抱き、自分自身に対する有能感が低減してしまうと言えるのではないでしょうか。

次にアベさんの語りをみてみましょう。ここでアベさんはだいぶ歩けるようになったことと（歩行距離が拡大したことと）、自分の世界が広がったことを関係づけて語っています。歩行距離が拡大するということは、移動した空間が広がったことを意味します。では、この空間が広がるということは、私たちにとってどのような意味があるのでしょうか。

私たちはまずもって客観的な空間が「存在している」と思い込んでいる節があります。しかしエドムンド・フッサールによれば、客観的な空間が構成されるには、私たちの直接経験における空間の拡大が必要であり、客観的な空間はそこから派生的に構成されていると述べています。ここでいう直接経験とは「私が動く」という運動感覚のことです。私の身体運動を介して、「私が動く」という、いきいきとした運動感覚を感受しながら、主観的な空間を押し広げるからこそ、客観的空間が構成されるのです。歩行を例にして考えてみましょう。私たちは一歩一歩足を出しながら前進していきます。そのスピードやリズムを全身で感じながら進むことによって、まわりの風景は次々に展開していきます。そして「私が歩く」という、いきいきとした運動感覚を感受しながら前へ前へと空間を広げていくわけです。このような直接経験による主観的な空間の拡大があるからこそ、私たちは自分を取り巻く環境世界を体感できるのです。

ここでヘルドらが行ったネコの研究を紹介しましょう。子ネコを生後すぐに暗室で育てます。歩けるようになったら、一方のネコは自分の足で動いてもらいます。もう一方のネコには自分の足では歩かずに、ゴンドラに乗せて受動的に動くだけという条件を設定しました。一〇日間施行後、自分の足で歩いたネコは、断崖を避けたり、近づいてくる対象に目を向けるといった環境内での視知覚機能に問題はありませんでした。しかしゴンドラに乗せられて受動的にしか動けなかったネコでは、それらの視知覚機能がうまく発達しなかったのです。この結果は能動的に動く（歩く）という知覚経験が、いかに重要であるかを教えてくれています。自由に歩けたネコは主観的な空間を押し広げるという経験をしながら成長しました。一方、ゴンドラに乗せられたネコは、自分から歩くことができなかったので、主観的な空間を押し広げるという経験をしないで成長しました。つまり両者の視知覚機能の発達の差は、「能動的に歩くことによる主観的な空間の押し広げの経験」の有無にあると考えられます。

してみれば、空間構成にとって大切なことは、「私が動く・歩く」といういきいきとした直接経験（運動感覚）であると言えましょう。そしてそのような直接経験による主観的な空間の押し広げが、「私はできる」という有能感を育み、様々な行為の可能性を開いていくのです。

最後にアベさんは、これからもどんどん外出していきたい旨を述べています。この積極的に外出していきたいという欲求は、歩くことによって空間が拡大し、その結果として育まれた有能感に基礎づけられています。歩くことによる空間の拡大のひとつの意味は、私たちに対して様々な行為の可能性を開いてくれることにある、すなわち、私たちにいろいろなことができるかもしれないという実感を抱かせてくれることにある、と言えるのではないでしょうか。

さて、いまひとつアベさんの語りで注目したいところがあります。それはアベさんが後ろを振り返って、歩いた距離（空間）を確認して感動しているところです。市川浩は、自分の今いる場所を脱出して別の場所へ行くことの意味を、自己中心的な思考からの脱却（脱中心化）ととらえています。移動した新しい場所から元いた場所を反対向きにとらえるとき、それは他者の視点から物事を見ることに通底し、それこそが他者理解の基盤であると述べています。してみれば、自分の世界が広がるということは、物理的に行ける場所が広がるという意味と、それ以上に世界の様々な事象に対する認識（見方）が広がるということも意味しているのかもしれません。歩くことによって広がった空間を振り返って確認するという行為は、単に自分の足で歩けたという有能感の醸成にとどまらず、他者や社会全体を客観視するきっかけともなると考えられます。

したがって、私たちが歩くことによって空間を押し広げて行くことの意味とは、有能感の醸成による様々な行為の可能性と、脱中心化、すなわち他者の視点から（様々な視点から）物事を見られるようになることにあると言えるのではないでしょうか。

○立ち止まって振り返ることの重要性

ここまで脳卒中者の経験から、歩くことの意味について考えてきました。そこでは一歩一歩地に足をつけ、主観的な空間を押し広げながら進むことが、本人の有能感を育むことになることについて述べました。一般的に前進や進歩という言葉は、「前へ、前へ」と進むイメージであり、ポジティブにとらえられています。一方、後進や停滞は、後戻りや立ち止まっているイメージがあり、ネガティブにとらえられがちです。

しかし、どうでしょう。昨今の日本においては「前へ、前へ」という思想が勝ちすぎていて、様々な弊害が生じているように思われます。ここで哲学者の鷲田清一の言葉を借りるなら、このような風潮の根底にあるものは、結果や成果から、今現在のあり方やふるまい方が決まってくる前望的［Pro-spective］な時間意識ではないでしょうか。それはプロジェクト／プロデュース／プロモーション／プログレス／プログラム、等々といった、西洋近代が本質的に抱えている、前のめり［Pro-］の姿勢ということになります。前進や進歩に対する無批判な傾倒は、やはりどこかに歪みが生じるでしょう。

ここで脳卒中者が、自分の足で歩きつつも、一度立ち止まって振り返り、そのことによって他者の視点（客観的視点）から物事を見られるようになったのではないかと考察したことを思い出しましょう。立ち止まって振り返ったり、ある物体のまわりを歩き回ったりしながら、いろいろな角度から見回すという行いは、視知覚の発達にとって重要です。それと同時に、様々な視点から物事を見るという姿勢を育むうえでも大切なことなのです。

以上のことにあやかるなら、私たちもただ前に進むだけでなく、ときには立ち止まって振り返り、様々な視点から自分の進んできた道を確認することが重要であるということです。「歩」という字の語源は、「止」が足跡を表しており、それを重ねて左右の足跡で「歩く」を表現しているという説があります。つまり歩くとは、ただ「前へ、前へ」と猪突猛進のごとく進むだけではなく、ときには止まることも必要だよ、ということも含意しているのかもしれません。そのことを心にとめておきたいものです。

第三章

かんじる ―― 他者を抱え込むという経験

脳卒中の一般的な症状のひとつに、半身の感覚が鈍くなったりしびれたりする感覚障害があります。感覚が障害されるということは、外部からの刺激をうまく取り入れることができなくなるということであり、その影響からうまく歩けなくなったり、細かい操作ができなくなったりします。

人が環境世界のなかで生存していくためには、動きながら感じ、感じながら動くという不断の循環が必要です。例えば、目を閉じたまま、手に持った棒の長さを言いあてようとするとき、私たちは棒を振ってその長さを推測しようとするでしょう。また赤ちゃんは自分の手足を空中で動かしたり、おしゃぶりをしたりするなかで、自分の身体を探索していきます。

このように「感じる」ということが、人間の生存にとって欠かせない能力であるとするなら、感覚障害を呈した脳卒中者にとって、この世界はとても生きにくい場所になってしまったことを意味します。何かに触れても以前とは異なった物として感じられる。また自分の手足すら異物のように感じられる。このようなことは脳卒中者にとって決してめずらしいことではありません。

ことなるの「異」の字は「普通と違うこと」そして「不思議なこと」という意味を持っています。脳卒中の随伴症状である運動麻痺や感覚障害はまさに普通と違う状態であり、本人にとっては未知なる不思議な体験として感じられることでしょう。またこの字には「物事が変化すること」という意味もあります。突然の発症から回復に至る間の様々なライフイベントを考えれば、脳卒中という経験は激しい変化の連続であると言えるのではないでしょうか。そうしてみると「異」という字は、脳卒中者を語るうえでは外せない字のように思われます。ここでは脳卒中者が身体に対して抱く「異なり感＝違和感」をキーワードに据え、自分の中の異物感＝他者について論じていきます。

○他人の手症候群

「他人の手症候群」とは、脳卒中者が麻痺した自分の手をあたかも他者の手のように感じる現象のことを言います。これは自分の手自体は存在しているにもかかわらず、重度の感覚障害や運動麻痺により、意のままにならないために自分の手としての実感を持てない状態にあるということです。感覚障害や運動麻痺は、これまで自由に遂行できた諸動作にいちいち不都合を生じさせることになります。

このようになると、脳卒中者は不自由な身体を過剰に意識せざるをえなくなります。このような不都合な身体に対する意識の過剰性は、あたりまえのことができなくなったという現実を脳卒中者に突きつけることになるでしょう。今まであたり前のようにできていたことができなくなる、この「自明性の崩壊」とでもいうべき経験は、脳卒中者と外界環境における従来の関係性の崩壊をも意味し、環境世界にうまく適応できなくなってしまったことを示すものと言えます。

こっちの手（麻痺手）に歯磨きのチューブ持たせて、「持っててね」って命令してやるんですけど、ちょっとするとすぐ落ちちゃう。歯磨くのも一苦労。他人の手みたいな感じです。それでクタッとしてすぐに落っこちちゃうんですね。「しっかりここに（膝上に）いなさい」って頭で命令するんですけどダメなんですね。暇なときは上げ下げ、こうゆすったり、イボイボのやつ（イボイボのついたゴムボールを握る練習を）やってるんですけど…。（主婦イケダさん・六〇代女性）

この語りからは、イケダさんが自分の手を他人の手のように感じていることがわかります。そして常に頭で命令しながら歯磨きを行っています。これがまさに不都合な身体に対する意識の過剰性ということなのです。意識してもうまくいかない現実は、いつしか脳卒中者に徒労感を与えてしまうでしょう。

私たちの日常生活の多くは、同じことの繰り返しとして半ば習慣化されています。習慣とは意図（目的）が無意識化した行動パターンのことです。朝起きて顔を洗ったり、トイレに行ったりするのは、整容や排泄という目的のために行われる無意識の動作の連鎖と言えます。この際、自分の身体の動かし方を逐一気にしていたら、とても疲れて一日を乗り切れないでしょう。よって身体が過剰に意識される状態とは、もはや習慣を構成する動作の連鎖からの逸脱と言えるのです。

このように考えると「環境世界にうまく適応できなくなる」というのは、習慣がもはや習慣として成立しなくなったことと言い換えることができるのかもしれません。習慣は習慣として流れているうちは何とも思いませんが、一度崩れると実に居心地の悪いものです。この居心地の悪さが契機となり、脳卒中者は自らの身体に不全感を抱くことになると言えるでしょう。

◯自分の中の他者

さて、ここでは自分のなかに異物を抱え込む経験、すなわち「自分の中の他者」という経験についてさらに考えてみたいと思います。

なに持ってもなんかよくわかんないですよね。なんか人様の手みたいでねえ。「お前さん、しっかりしてよ」ってさすったりしてるんですけどね。けどダメなんですよねー。こう叩いてもね、あまり感じないんですね。また編み物とかできるようになるのかしら。もう、なんだかすべてに自信がなくなっちゃって。（主婦ハシモトさん・七〇代女性）

こいつがさー、もうしびれちゃってダメなわけ。まるで人の手だね。で、すぐこれがどこか へ行っちゃうわけ。もーまいったね。だからしびれがきちゃってるからね、なにか持たせるでしょ、よくわかんないわけ。細かい感覚っていうの、あれがわかんない。こりゃまずいっていうんで、こっちの手（非麻痺手）で持って、（麻痺した手を）こうドンドンって机にね、叩きつけて刺激入れてんだけど。もうゴルフどころじゃないよ。生活のいろいろなあれがね、どうなるのか…。（自営業者スギモトさん・六〇代男性）

この語りは発症から一ヶ月以内のものであることを確認しておきます。ここでは「人（様）の手」という言い回しに注目してみましょう。これは自律的にうまく動かせなくなったこと、すなわち意のままにコントロールできなくなってしまったという「自明性の崩壊」に対するメタファーであると考えられます。メタファーとは「見立て」のことで、日常的によく使われる修辞法のひとつです。

　ここでは身体の一部である自分の手をあたかも人格をもった一人の人間のように呼んでいることがわかります。つまり手に対する「お前さん」「こいつ」という二人称としての呼び方は、「あの人」という他者として扱われていることになります。身体の一部に他者を見出すということは、麻痺した手は「この私」として統一された全体として見出されていないということを意味します。したがって同じ身体上に「ここ」に見出される「この私」と、「あそこ」としての「あの人」という異なる場所性が存在することになるのです。これは自分の中に他者を抱え込む経験といってよいでしょう。

　自分の中に他者を抱え込む経験ということで思い出すのが、自らも心臓移植を受けたフランスの哲学者ジャン＝リュック・ナンシーです。彼は錆びついて硬直し、動かなくなっていく心臓について「わたしの心臓がわたしにとってよそ者になろうとしていた。それが内部にあるからこそ、まさによそ者なのだ。よそ者というのは、まずははじめに内部に出現したからこそ、外からやって来ることになる」と述べ、自らの心臓を侵入者＝他者としてみているのです。

ここでナンシーが自分の心臓をよそ者とみなしたのは、「わたし自身の心臓がわたしを見放していた」からです。機能障害を起こしたがために、それまでは意識しなかった心臓を、常に思い描かねばならなくなったからこそよそ者＝他者として浮かび上がってきたのです。身体が順調に機能しているとき、それはあまり意識の俎上に載せることはありません。どこかに機能不全を起こしたからこそ、そこがよそ者＝他者として顕在化してくるのです。

よって私たちは内部にありながら意のままにならないというところに他者を見出すと言えるでしょう。脳卒中者の麻痺した手もそれが内部にあるからこそ他者であり、意のままにならないからこそ二人称的な呼び方になったと考えられます。そしてこのように運動麻痺や感覚障害を呈した手（身体）となることによって、脳卒中者は自己存在の不確かさに苛まれることになるのです。そのことが端的にあらわれているのが、ハシモトさん、スギモトさんの語りの最後の部分です。次節でさらに検討してみましょう。

◯認識の原点としての身体

なぜ脳卒中者は自己存在の不確かさに苛まれることになるのでしょうか。その点を解きほぐすには、私たちはまずもって身体としてこの世界に存在しているという大前提を確認しておく必要があるでしょう。

私たちは生まれた瞬間から重力という世界に投げ出されます。今まで羊水に守られていた赤ちゃんにとって、重力はものすごい圧力として感じられることでしょう。それでも赤ちゃんは動きながら感じ、感じながら動くという不断の経験を通して、徐々に首が座り、ハイハイができるようになり、やがて重力に抗して歩けるようになっていくのです。私たちはこのように生まれ出づる瞬間から身体を媒体として環境世界と関係性を結んでいくわけですから、身体こそがすべての認識の原点です。よって私たちの身体こそが自己定位の根源、すなわち自己存在を根底から支えている基盤となると言えるでしょう。

してみれば、認識の原点である身体が運動麻痺や感覚障害という機能不全を起こしている状態は、この世界を発症前のようには把握できないということを意味します。そしてこのような状態においては、脳卒中者はこの世界に安住することができず、結果として自己存在の不確かさを抱かざるをえないのです。よってハシモトさんがすべてのことについて自信をなくしたり、スギモトさんが今後の生活を心配したりしているのは、自己存在が不安定になってしまったことに起因していると考えられるでしょう。

ではこのような状態となった脳卒中者は、どのようにしてこの世界との関係を再構築していくのでしょうか。ここで注目しておきたいのが、自分の手を叩いたり、ゆすったり、机にぶつけたりしていることです。おそらくこの行動の背景には「痛みによる自己確認」という動機が隠されているように思われます。金原ひとみは『蛇にピアス』のなかで、恋愛の痛みとピアスや刺青による身体の痛みでしか生きている実感が得られない主人公を書き出しました。実際にリストカットなども、希薄な自己存在を払拭するための「自己確認への欲求」から行われることもあるようです。評論家の三浦雅士は、人間にとって痛みが持つきわめて重要な意味について次のように述べています。

「痛みは、自分で自分を感じるもっとも容易な、したがってまた、根源的な感覚である。たとえば人は、夢ではないかと思って頬をつねる。自分で自分を感じることは、同時に世界のなかの自分を感じることである」

そして人間は確認しないかぎりは、自分が自分ではない存在であるとも述べています。脳卒中者のいう「すぐこれがどこかへ行っちゃう」、「しっかりここにいなさい」という語りに共通しているのは、意識してつなぎとめておかないと、ここにおける「この私」から離れていってしまう他者としての「あの人（の手）」という経験であると思われます。だからこそ彼らは痛みによってでも、麻痺した手が自分の身体であることを確認し、また痛みによる覚醒によって自分自身を確認したのではないでしょうか。つまりは脳卒中による身体の変容は、それほどまでに自己存在を不安に陥れる出来事なのです。

そして脳卒中者はこのようなことをしながら、残った感覚、運動機能をフル稼働させ環境世界に働きかけていくことになります。このとき医療機関などにおけるリハビリテーションでは、セラピストと呼ばれる専門職が集中的な治療を行い、回復のお手伝いをすることになります。治療においては、動きながら感じ、感じながら動くという循環的な繰り返しのなかで「身体としての自分」を取り戻していくことが重要です。

換言するなら、他者のようになってしまった手で他者（例えばコップやボール）に触れ、残された感覚を手がかりとして動きながら感じていくことを通して、少しずつ自分の手を認識していくことと言えるでしょう。認識の原点である身体の状態が変化すれば、世界の感じ方も変化します。そこをどのようにくみ取っていけるかが、脳卒中者と関わっていくうえでは重要なのです。

第四章

はなす ―― 会話における身体性

私たちは、言葉を話すことによって他者とコミュニケーションを図ります。言葉が音声によって表現されるものである以上、それは身体を前提としています。話す内容は同じであっても、その話し方によって ― 音の抑揚、話すテンポやリズム、顔の表情、ジェスチャーなどによって ― 話しの意味内容は彩りを変える可能性があります。言葉を発し、言葉を受け取るという行為は、同一空間内での身体的な相互共存です。よって話すとはすぐれて身体的な出来事と言えるでしょう。

話すとは身体的律動です。その意味では音楽と似た側面があります。テンポ、リズム、メロディーがあり、そこにいろいろな意味や情緒を乗せてきます。口調とはまさにテンポやリズムのことであり、人それぞれに特徴があるでしょう。私たちはこの口調を操って、言葉自体の意味内容以上のことを相手に伝えようとするのです。

脳卒中による言語障害の代表的なものに失語症と構音障害があります。失語症とは、「話す能力」、「聞いて理解する能力」、「書く能力」、「読んで理解する能力」が障害されてしまう状態のことです。そして脳が損傷される場所によって様々なタイプの症状が出現します。

一方、構音障害とは、口唇、舌、声帯などの発声や発語に関わる器官が、麻痺の影響からうまく機能せず、思うように発声や発語ができない状態のことです。

この章では、構音障害の脳卒中者の方に焦点をあて、話すという経験がどのようなものであるのかについて考えてみたいと思います。

○会話とはダンスである

コミュニケーションとは社会生活を円滑に営むために行われる感情や思考の伝達のことです。人間社会においては多くの場合、言葉を媒介とした会話という形式でコミュニケーションが行われています。一体私たちは、言葉に託して何を相手に伝えようとしているのでしょうか。

まず考えられるのは命題（用事）の伝達です。「明日のコンサート、午後三時から開演だからね、よろしく」というのは、相手に三時から開演するコンサートに遅れないようにすることを伝える命題と言えます。しかし相対している二人のコミュニケーションは、決して命題の伝達だけではないはずです。私たちが伝えたいことや受け取りたいことは、「私が（相手が）どのような感情を持って、何を考えているのか」ということではないでしょうか。

人は「明日午後三時から開演のコンサート」が、当事者たちにとってどれほど重要なものなのかについて、相手の声、表情、そしてちょっとした所作から読み取ろうとします。言葉を用いた会話というリアルなコミュニケーション形式において大事なのは、命題とその背後に隠れている「意味」を伝え、そして理解するということなのです。

ここでいう「意味」とは、言葉には直接あらわれない会話の本意のことであり、「文脈」といってもいいでしょう。言葉（言語）の発達は人を秩序ある世界へと導きましたが、その反面、常に変幻する感情を言葉によってつくり出された世界に閉じ込めることも余儀なくしました。よって人の内にある未分化な感覚や感情などをすべて言葉に乗せるのは不可能なのです。だからこそ私たちは相手の所作に敏感になるのです。

先の例でいえば、相手がいつになく真剣かつ親身な面持ちで「明日のコンサート、午後三時から開演だからね」と話しかけくるとき、私たちはこのコンサートの重要性と相手の気遣いを同時に了解することになります。この同時了解は、相手の言葉に付随する声、表情、しぐさといったすべての身体性を自分の身体性、すなわち身体全体で受け止めようとすることで初めて可能になるのです。

したがってコミュニケーションの本質は、表面上の命題理解だけでなく、相手の存在をまるごと知りたいという欲求が根源にあり、それを実現するために行われる同一空間内での身体的な相互作用であると言えるのではないかと考えられます。

私たちの日常は会話であふれています。会話は場面ごとの状況によって、フォーマルな話し方からインフォーマルな話し方までその装いを変えますが、その基本構造は言葉のキャッチボールであると言えます。

そのような会話ですが、愉快に弾むときもあれば全然弾まないときもあります。「弾む」という比喩からもわかるように、会話はあたかも生きもののように話し手の間を飛び回ります。では会話が弾む、または弾まないのはどのような理由によるのでしょうか。

一般的に考えると、会話の内容がお互いの興味に属するものである場合、会話は軽やかに弾みそうです。例えば同じ趣味の話、二人とも見たテレビの話、または共通体験の話などは、言葉のキャッチボールがうまくいき、会話は円滑に進みそうな気がします。つまりその話題に参与していける共通項があるときは、会話は弾むと言えるのではないでしょうか。

しかしどうでしょう。お互いの共通項が少なくとも、会話が弾む場面というのはあります。そのようなとき、相手からうまく話しを引き出し、会話に「活力」を与える能力に長けた人がいます。年季の入ったトーク番組の司会者などは、このような能力に長けた人といってもよいでしょう。このような人は、決して多彩なゲストのすべてと共通項を持っているわけではありません。このような人を見ていてまず気づくのは、「相手の話を聴こう」という態勢がとれているということです。身構えとでもいいましょうか、全身で相手の話を受けとめ、反応し、そして言葉を返していく。聞き手側にこのような態勢がとれていると、話し手側も自分を受け入れてくれる安心感を得て、言葉を紡ぎ始めると考えられます。

僕は長年セールスやってきて、売上もトップクラスやった。だから言葉は非常に大事にしてたな。会社の講習でも講師やってな、話し方のコツをみんなに教えとった。けど、この病気になったらもうあかん。うまくしゃべれんのよ。声のトーン、抑揚なんかうまくつけられん。もう口がまわらん。顔の表情だってそうよ、笑顔引きつっとる。だから相手としゃべっとってもリズムに乗れんわな。こないだも前の会社から電話あってな、講師頼まれたけど断った。あんた、もう失礼よ、こんなんでやったら。完全にな、引退よ。（元会社員タナカさん・六〇代男性）

さてこのようにみてくると、円滑な会話が行われるためには、身体的な要素が大きく関与していることがわかるでしょう。話し言葉というものは、声、表情、しぐさ、そして身構えといった身体的要素を総動員して、私という存在そのものを相手に届ける行為と言えます。

　ここでタナカさんの語りをみてみましょう。タナカさんは会社で講師を務めるほどのセールストークのプロでした。しかし脳卒中になってからは、口がうまくまわらず声のトーン、抑揚などがつけられなくなってしまいました。また顔の表情をうまく作ることができず、会話のリズムがとれないと語っています。これは身体的要素を総動員して、私という存在そのものを相手に届けることができなくなってしまったことの自覚ともとれるでしょう。だからこそタナカさんは講師依頼を断ったのではないでしょうか。

　言葉が声帯の振動として身体内部から発せられる以上、それはきわめて身体的なものであり、聞き手も身体として話し手の声を受け止めます。このとき重要なのは、聞き手は話し手がそのつどつくり出す心身の状態を自分の身体でも経験することです。そこにはお互いの身体的律動の同調があると言えましょう。

　ある研究によると、会話者同士の身体の動きは鏡に向かい合うように同期しており、この同期リズムはほとんど崩れなかったと報告されています。したがって、視線、表情、身振りなどの非言語的な身体動作の同期は、コミュニケーションには不可欠な要素であって、このようなリズム同期がお互いの「つながり感」を醸成していくものと言えるでしょう。

よって言葉を介したコミュニケーションとは、身体を介した相互共振現象であり、まさにダンスのようなものなのです。良好なコミュニケーションとはダンスがうまく踊れている状態のことなのです。してみればタナカさんが「リズムに乗れんわな」と語る背景には、麻痺によって相手との間に身体的な相互共振を図れない、つまり相手とダンスが踊れないことによって、会話がうまく弾まないという要素があると考えられるのではないでしょうか。

○話しながら考える人

改めていうまでもありませんが、私たちの声はある種の感情を孕んでいます。笑い、怒り、悲しみの感情は、独特の息づかいによる音色をもって、言葉として伝わってきます。「音色」という比喩からもわかるように、声には明るい色から暗い色、鮮烈な原色から淡い中間色まで様々な表情を伴いながら感情を伝えてくるのです。声は千変万化をなしながら感情を伝えるからこそ、相手の理解に不可欠なものとして、私たちの生活世界に根付いたと言えるでしょう。

声は身体から言葉を絞り出して相手に届ける贈り物です。このとき、感情と声（音色）は一体として生まれ出ることになります。初期現象学派の一人で哲学者のマックス・シェーラーの説を援用するなら、赤面のなかに羞恥があり、歯ぎしりのなかに怒りがあり、おどしの拳のなかに威嚇があるということになります。つまり、まずもって怒りの感情があってから歯ぎしりするのではなく、歯ぎしりという所作のなかに怒りの感情が混然一体となって溶け込んでいるのです。同様に感情と声も不可分な一つのセットとして相手に届けられることになるでしょう。

したがって、声のトーン、大きさ、抑揚などは、話し手を全存在として届けるうえで重要な要素となります。単に事務的な命題（用事）を伝えるだけなら、機械による人工音声でもよいのです。しかし、どこか単調な人工音声にどこかしらじらしさを感じてしまう人も少なくないでしょう。そのひとつの理由には、人工音声には身体性が不在であることがあげられます。先述のように、言葉には直接あらわれない会話の文脈を伝えるには、表情、しぐさ、身構えといった身体的要素にのせて音色を使い分けることが不可欠です。人工音声にはそれらがないため、聞き手は話し手の感情をとらえきれず空々しさを感じてしまうのでしょう。つまり人工音声のしらじらしさは、身体性の欠如＝感情が届かないことによる相手の存在の希薄さにあると言えるのではないでしょうか。このように感情と声が不可分な一つのセットであるなら、声の出しづらさは感情の出しづらさに直結するということになると考えられます。

まるで自分の声じゃないみたい。私は自分で言うのはあれだけど、声は通るほうでしたから。

学生時代、混声コーラスやってましたから、声はね、わりと通るほうだったんです。それがもうかすれちゃって、響かないんです。これじゃ相手に届かないですよ。自分じゃないみたいで、もう自信がなくなっちゃった。（元教師オオニシさん・七〇代男性）

何人かでおしゃべりしてても、話についていけないって感じることはありますね。その、スピードについていけないというかね。ほんと、まどろっこしいですよね。けっこうおしゃべりなほうだったんですけど、まさかこんなになるなんて。一生懸命しゃべろうとするんだけど、なんかね。話してても頭がゴチャゴチャになって、考えがまとまんないっていうかね。（主婦ノムラさん・六〇代女性）

脳卒中になると、顔面、口唇、舌などの機能に不調をきたすことがあります。呂律がまわりづらくなったり、音量が乏しくなったり、またはタイミングよく言葉が出てこなかったりという現象は、さほどめずらしいことではありません。

このような状態になると、私たちは自分の声に違和感を持つようになります。自分で発した声は相手が受け取るだけではなく、自分の耳にも返ってきます。この自分の耳に返ってくる声とは、自分の内部で共鳴する声のことです。よって発生器官の不調によって声に変調をきたすと、自分の内部で共鳴する声にかつての自分とは異なった何かを感じることになるのです。

このとき脳卒中者は、自分自身の声によって自分が疎外されているような奇妙な経験をしているのではないでしょうか。声は身体から絞り出し、言葉に託して何かを伝えようとするきわめて身体的なものと言えます。「言霊」とは身体からまさに全身全霊をかけて振り絞るからこそ、言葉に思いが乗っていくのです。

このような声からの疎外という経験は、ときにその人の存在そのものを不安に陥れるほどのインパクトがあります。「自分じゃないみたいで、もう自信がなくなっちゃった」という元教師オオニシさんの語りは、そのことを示す例と言えましょう。

さて、自分で発した声は自分の耳にも返ってくるということについてもう少し触れてみましょう。心理学者の浜田寿美男は「話すことは聞くことでもある」と述べ、聞くことの重要性について言及しています。会話とは自分と相手が言葉を交わすことによって成立する行為です。自分が「話す」という働きが、相手にとっては「聞く」という受け取りになり、また相手が「話す」という働きが、自分にとっては「聞く」という受け取りになります。この構図は会話の一般的な形式として最も理解しやすいものでしょう。

しかしここで注目したいのは、先のとおり自分の話し言葉は同時に自分自身でも聞いているということです。このとき自分の話し言葉をうまく聞けないと、自分の言葉が相手に届いているか確信が持てないということです。声の変調、音量の低下、発話のタイミングのずれなどの現象は、脳卒中者における声の内部共鳴を乱してしまいます。そのため感情や思いを言葉に乗せて声を出すことができず、その不全感ゆえに相手に届いたという確信が得られないと言えるでしょう。

したがって話すことは聞くことであるということの要諦は、相手の視点に立つこと、すなわち自分の声を自分自身で聞くことによって、きちんと伝わっているかどうかを確認する「他者配慮」であると言えるのです。

自分の声をうまく聞くことができないことによる不都合は先の点だけではありません。私たちはうまく聞けない（うまく話せない）と、うまく考えることができなくなる可能性があります。以下ではそのことについて触れてみたいと思います。

私たちは話をするとき、話す内容がすべて頭の中でできあがっているわけではありません。むしろ話しながら考えているのです。普段の日常会話というものは、その都度の状況や時間の流れに伴って奔放に変化していきます。今、グルメ情報について話していたかと思えば、次の瞬間にはテレビドラマの話をしているといった経験は誰しも思い当たることがあるでしょう。

そのような会話を流暢にこなしていくには、状況依存的な対応が必要となってきます。話す内容がすべて決まっていて会話（らしきもの）が成立するのは、台本があるお芝居の世界だけです。ある種の承認を得ることを目的とした総会などでは、あらかじめ想定問答集が用意されることがあります。この場における会話（らしきもの）がむなしいのは、決まりきった機械的な反応の繰り返しに終始しているからに他なりません。だから私たちは肌感覚によって瞬時にそれを見抜いたとき、「芝居をうちやがって」と揶揄することになるのです。

日常生活において相手の反応を、そのまた先の反応を、そのまた先の先の反応を…といった具合に無限に相手の反応を先取りしておくことが不可能であることは申し上げるまでもありません。したがって会話とは頭で考えておいたことをトップダウン式に伝えるという行為ではないと言えるでしょう。

では会話が会話としていきいきと動き出すとはどういうことをいうのでしょうか。コミュニケーションの認知科学を研究している岡田美智男は、私たちの行為は常に相手からの支えを予定しつつ投機的に繰り出されるものであると述べています。会話が始まるきっかけで重要なことは、まずは話し出すことにあると言えます。たとえ自分の話したいことがすべてわかっているわけでなくとも、とにかく話し出すことが大切なのです。そして投げ出された行為（言葉かけ）が相手に支えられるとき、すなわち相手が反応を返してくれるとき、自分の行為の価値や意味が芽吹いてくるのです。会話はまさにこの相互依存的な関係において成り立つと言えるでしょう。

私の話に相手が応じてくれる、さらに私が応じ返すという相互行為のなかで、自分一人では完結しなかった発話行為の意味や価値が立ち現れてくるとき、まさにそれは「いきいきとした会話」となり、私たちの生活にうるおいを与えることになるのです。

先に言葉は声帯の振動によって音声として表出されるものである以上、身体的律動を前提としていることについて触れました。脳卒中者は麻痺などの影響により、身体的律動をうまく相手に合わせることが難しくなる場合があります。こうなると当意即妙な相互依存関係で成り立つ会話にずれやゆがみが生じてしまい、ときに噛み合わなくなることがあるのです。

会話においては、事前にすべて話す内容を用意しておくことはできません。私たちは会話という相互のやり取りのなかで、聞きながら（話しながら）考え、考えながら聞いている（話している）のです。してみれば、考えるとは発話行為という身体的要素のなかにあるといってもよいでしょう。

ノムラさんは「話してても頭がゴチャゴチャになって、考えがまとまんないっていうかね」と語っています。この背景には、会話における身体的律動が以前のようにうまくとれなくなってしまったために、それと連動してうまく考えることができなくなってしまったという原因があるのではないでしょうか。

したがって「生きた会話」をするためには、自分の声がよく聞けること、その前提としてリズムよく話せることが大切であり、そのことを通した相手との相互依存による共振関係が成立したとき、その会話は意味あるものとして躍動し始めると言えるでしょう。

○話すとは聞くことである

ここまでみてきたように、「はなす（話す）」とは身体からふり絞る声（肉声）によって自分の意思を相手に伝える行為のことです。それはきわめて身体的な行為であり、相手と共振することによって意味を紡ぎ出していく共同構成的な出来事なのです。してみれば会話とは、伝えたい内容をパッケージとして送り出せば済むという一方的な行為ではなく、お互いの言葉を受け支えながら、相互補完していく配慮が必要な行為であるということができるでしょう。

振り返って、昨今における会話のあり方は、概して一方的なもの言いが増えているような気がしてなりません。いわゆるコミュニケーション不全の蔓延です。自分の信念や信条を声高に叫ぶばかりで、周囲の声を聞かない人が多くなっているというのが実感です。

　ではなぜそのような人には周囲の声が届かないのでしょうか。先ほど話すことは聞くことであり、その要諦は自分の声を自分で聞くことによって、相手に自分の真意が伝わっているかどうかを確認することにある、ということについて述べました。この説に従うなら、そのような人が周囲の声を聞かない（聞けない）のは、彼らの多くが自分の声を自分で聞くことができないこと、つまり自分自身をモニターすることができない人が多いからと言えるのではないでしょうか。

　最近、円滑なコミュニケーションのためには「聞く力」が大切であると言われます。もっともこれは古よりの教えであり、ギリシャの雄弁家デモステネスは「話すことの二倍、人から聞くべきである」と述べています。私はこの「聞く力」には、大きく分けて二つの力があるのではないかと考えています。ひとつは相手の話すことについて、全身を耳にして聞くこと（キャッチすること）ができる力。いまひとつは自分の発した言葉（情報）が、相手に正確に伝わったか否かを聞くこと（モニターすること）ができる力、です。

　ここで忘れてはならないのは、自分の言葉をよく聞くとは、自分の発した言葉に対する他者の評価にも耳を傾け、自らを省みるということでしょう。このような絶えざる循環こそが、会話を会話として成立させる鍵であると言えるのではないでしょうか。よって、いきいきとした会話を交わすためには、その前提として心をくだいて相手の話を聞くことが重要であることを肝に銘じておくべきでしょう。

しかしながら先の例ではありませんが、話をするときに自分の主張ばかり声高に叫ぶ人は、その声の大きさで相手の主張を吹き飛ばそうとします。そのようなとき、聞き手は声の大きさに気圧されて、話し手が何を言いたいのかさえ理解できないでしょうし、話し手本人も自分の声を正しく聞けていない（＝相手を気遣っていない）と言えるでしょう。

そもそも会話、対話において、自分の思いを一方的にはなす（放す・離す）だけというのはルール違反です。人と会って話をする（会話）、相手と対になって話をする（対話）という形式の本幹は、「はなす―きく」という双方向性のやり取りにあります。そして、そのやり取りのなかで会話に意味が生まれるのです。

よく会話のなかで「あいつの話、イタいんだよね」というセリフが使われることがあります。このようなとき、例外なくお互いの話は噛み合っていません。一方的なことばの応酬では共振現象は起きず、会話における意味の共同構成など望むべくもありません。先ほど会話をダンスに例えましたが、このような空疎な言葉の応酬は、下手なダンスのようにお互いの足を踏み合うばかりです。ダンスで足を踏まれるのですから、「話がイタい」という身体感覚的な比喩も納得のいくことと言えるでしょう。

以上のようにみてくると、コミュニケーション不全の解消にとってより重要なのは、「はなす」こと以上に「きく」ことにあると考えられます。人の言葉をよく聞くと同時に自分の言葉をよく聞くこと、このような他者配慮の精神のうちにこそ、会話という営みを成り立たせる鍵があると言えるでしょう。「聴」という字義が、きき耳をたてて「よくききわける」という意味であるということに照らしてみても、私たちはまず「よくきく」ことから始める必要があるのではないでしょうか。

第五章

かく――書道・メモ・日記

コミュニケーション手段として「書く」または「話す」という行為を考えた場合、両者の間にはいくつかの相違点を見出すことができます。例えば、話す能力は他者とのコミュニケーションの必要性から自然と身についていきます。しかし書く能力については、その作法について誰かに教えてもらわなければなりません。

また話すという行為においては、言葉は声としてその場で消えてしまいます。そのため会話者はときに冗長になりながら、その場に参加していくため、往々にして感情移入的になるのです。翻って文字として残ることになる「書く」という行為は、生活世界から一歩引いたところから、物事を分析的にとらえることができるでしょう。

そして最も大きな違いは聞き手の存在の有無でしょう。話すという行為は聞き手が存在することによって、その思考様式は状況依存的であり、かつ抽象的ではないものとなります。一方、書く行為においては、たとえ読み手を想定していたとしても、それは孤独な営みです。よってその思考様式は、抽象的かつ内省的なものになると言えるでしょう。

　本章では「書く」という行為が私たちにとってどのような意味を持つのかということについて、脳卒中者の経験をもとに考えてみたいと思います。

◯身体性・精神性としての文字

「文字は人なり」といいます。手書き文字は肉筆といわれるように、身体を通して表記されるものです。よって書き手により文字は多様に顔立ちを変え、ある種の力を持って迫ってきます。文字はこのように身体性を持った個別的なものであるからこそ、私たちはそこに相手の人となりやそのときの思いが反映されると考えるのでしょう。

　小林秀雄は、平安中期の能書家で三蹟の一人である藤原行成について、彼の字の美しさがわからなければ、行成の人となりはわからないと評しています。行成が身体から書を絞り出す能書家であることを考えれば、これはすぐれて正鵠を得た評ではないかと思います。

　先に「はなす」の章で、声の音色、大きさ、リズムが、話し手の人となりや感情などを伝える文脈として機能することについて述べました。同様に手書きの文字は、相手に自分の意図や感情を伝える機能としての役目を果たすこともできます。例えば筆圧の強さは激しい思いを、たおやかな字は優しい心遣いを、乱雑な字は荒れた心を、そして微妙なゆがみや乱れはためらいやとまどいを現しているのかもしれません。

よって「文字には精神としての身体が横溢する」と言えるのではないでしょうか。だからこそ私たちはここ一番というときには、すなわち私という存在をまるごと相手に伝えたいときには、手書きにこだわるのではないかと思います。以上のように考えると、手書き文字は、パソコンで印字された非個性的な文字とは違う意味で重要なコミュニケーションであると言えるでしょう。

では書道における文字とはどのようなものなのでしょうか。書家の石川九楊は、書道の世界には「読める書、読めない書」論争というものがあると述べています。しかし石川によると、この設問は「読める」ということを文書が判読できるという皮相な意味で使っている場合に生じることであって、書にとって文言の判読は大きな問題ではないといいます。書道においては、仮に何が書いてあるかが判読できなくても「書が読める」という事実があるそうです。

もし文言の判別が最も重要なポイントであるとしたら、良寛が書いた「一」も、白隠や一休が書いた「一」も同じ「一」だということで終わってしまうでしょう。その場合の文字は、単に意思伝達の機能的なツールという位置づけにすぎません。書においてより重要なのは、それぞれの作者の書きぶりから、今どんな気分でそれを書いているのか、そしてそれがどこから生じてくるのかを考察することなのです。

よって「書が読める」とは、書という表現、書という出来事が読み取れることであると言えるでしょう。したがって書道においては、書かれた作品としての「もの」もさることながら、書くという行為全体としての出来事、つまり「こと」としてのあり方がより重要であるということになるのではないでしょうか。

これは私の字じゃないね。まったく別人のもんだ。こうね、なんか違うんだなー。字に身が沿っていかないというかね。気がぜんぜん入っていかない。読める、読めないの問題じゃない。こうスーッと流れるようにね、全体として自然にね。表面上だけね、体裁を整えたってしょうがないんですよ。とにかくこれは私の字じゃないですよ。（書家ササキさん・七〇代男性）

以上のようなことを踏まえたうえで、書家ササキさんの語りをみていきましょう。まずここで言われているのが、字に身が沿っていかないということです。文字は身体が覚え込んだ運動リズムとして表出されるものです。そしてそのリズムに連動して気持ちが文字に乗っていきます。しかしササキさんは麻痺の影響により、以前のように筆尖と紙との間での微妙な力のやり取りができなくなっていました。よって身体リズムがうまく作動せず、気持ちも乗っていかなかったのでしょう。「気がぜんぜん入っていかない」という語りは、そのことを身体の奥底から感じ取っていたからこその語りであったと考えられます。

またこの方は「読める、読めないの問題じゃない」とも語っています。これはまさに先ほど述べた「読める書、読めない書」論争に直結する問題を含んだセリフと思われます。しかし当時、リハビリを担当していた私は、「ササキさん、十分読めますし、うまく書けてますよ」という浅はかな言葉をかけてしまったことがあります。そのときササキさんが悲しそうに首を振った光景は、いまだに脳裏に焼きついています。

先述のように、書家であるササキさんにとっては、書くという行為が全体的な出来事として完結していることが大切なのであり、「読める・うまい」などという素人の評価は、皮相的な部分しか見ていない深慮を欠いた言葉がけ以外のなにものでもなかったのでしょう。

さて日本文化を語るうえで「もの・こと論」という議論がしばしば持ち出されることがあります。一般的欧米人は、文脈に左右されない客観的な「もの」という視点からの思考が優位であり、日本人は文脈に左右される主客一体の「こと」という視点からの思考が優位であるとされています。「もの」的思考では主観や時間の推移は排除され、万人共通の客観情報に基づいて物事をとらえます。一方「こと」的思考では主観や時間の推移は排除されず、個人と対象との間で共有された経験情報に基づいて物事をとらえようとします。

ではこの論を援用しながら、書家ササキさんが「書」についてどのような思いを抱いているかについて考えてみましょう。もし書道を「もの」的思考でとらえるとするなら、書かれた「書」は紙に刻印された客観的な情報、すなわち誰にとっても均一な「文字」という客観情報ということになります。その場合、書家が対象（筆、紙、墨など）との間でどのようなやり取りをしたかというその経験、つまり「書家における主観性」の入る余地はありません。よってそのときの「書」は、「私から生まれ出た書」という「もの」として扱われ、客観的にとらえられることになるでしょう。この場合は誰が書こうと「一」は「一」でしかないのです。

しかし「書」を「こと」的思考でとらえるとするなら、書かれる「書」は書家と分離することなく抱合し、時間的な経験としてあらわれます。「書」は筆尖が紙をとらえるときの圧力や角度、そして筆さばきのスピードなど、書家が対象と一体となって織り成す行為のうちで感じるであろう主観的な経験も含みこんだうえで存在します。そこには「書」が生成していくいきいきとした時間的なプロセスがあるのです。よってそのときの「書」は、「書が私から生まれ出づる」という「こと」として扱われ、時間的に推移する出来事としてとらえられることになるでしょう。この場合、たとえ同じ「一」であっても、力強さ、墨のかすれ具合、筆運びのスピード感の違いにより、私たちは書家それぞれの趣を感じるわけです。

このようにみると、書家ササキさんの悲しみの根源は、単に表面的な字の「うまい・下手」、「読める・読めない」といった「もの」的な問題にあるのではないことは明らかです。そうではなく、書家が書くという行為において経験するすべての時間的推移のプロセス、すなわち「こと」としての主観的経験がうまくいかないことにあると言えるのではないでしょうか。

したがって書家にとって「書く」とは、書かれた完成品としての文字の良し悪しだけに収斂されるものではなく、むしろ書くという全行為における時間的な経験 ― 絶えず発生し生成するプロセス ― こそが大切であると言えるでしょう。そして、それは対象との関係性を重視し、主客一体を所与のものとして物事をとらえる、きわめて日本人的な思考であると言えるでしょう。

○「書く」とは思考の整理である

次に元新聞記者の以下のような語りを例にとり、書くという行為＝文字として書きとめるという行為が、その身体所作も含めたうえで思考の整理にとって重要なものであることについてみていきたいと思います。

僕は昔○○新聞の記者やってたんで、取材メモとるんですよ。だからなんでもメモしてね、なんか考えまとめるときでもよく書いて整理してました。まあ、癖みたいなもんですね。だけど今回こうなってうまく書けなくなったでしょ。なんか頭が整理つかなくてね。あのパソコンとかもやってみたけどね、パソコンだとこっち（非麻痺側の手）でできるでしょ。でも調子でないんだよね。やっぱりね、こうペンもって書かないと調子でない、考えがうまくまとまんないんですよね。（元新聞記者フジワラさん・七〇代男性）

「はなす」の章で述べたように、私たちは話す内容が事前にすべて頭の中で決まっているわけではありません。会話とはまず私が話し出し、それを相手が切り替えしてくれることによってその意味が醸成されていきます。しかし普通「書く」という行為は、書き出した文字に対して即時に反応してくれる相手はいません。よってある程度書きたいことを考える必要があるでしょう。しかしながら、事前にすべて書きたいことが整理されている人はほとんどいないでしょう。自分の内面の奥底から書きたいという欲動は浮かんでくるでしょうが、何が書きたいのかについては未分化なことがほとんどです。このとき自分の思考を整理するために書いていく、すなわち文字として紙面に刻印していくという行為が役に立ちます。

会話における言葉は消えていきますが、書きとめた文字（思考）は物理的に残り、自ら振り返ることができます。言語学者のウォルター・J・オングは文字の発明や使用によって会話が変質し、人間の思考過程も大きく変化したと述べています。それによると「書く」という行為は、知識を生活から離れたところで構造化し、人間の意識を内的に変化させます。そしてそのことが、私たちの日常会話をあたかも書いているかのような「論理的な会話」に変質させたというのです。

このような文字の影響力の強さは、ひとつには「刻印された文字の再読による思考の構造化」にあるのかもしれません。私たちは書きながら自分で書いた文字を何度か読み返すはずです。そして単語を付け加えたり、文書そのものを書き直したりしながら考えを練り上げているといえるでしょう。したがって、人にとって書くという行為は、書きとめられた文字を振り返りながら自らを客観視し、思考を整理するためには不可欠なものであるとは言えないでしょうか。

してみれば、元新聞記者フジワラさんが、頭の整理がつかなくて考えがまとまらないと述べている背景には、書くという行為を通した論理的な思考が不可能になったという理由があると言えるでしょう。つまりフジワラさんにとっては、ペンで書くことと思考の整理は共起的な現象なのです。ここで注目したいのは、パソコンを使って文字を刻印したのでは調子がでないと述べていることです。麻痺していない左手でキーボードを打てば、とりあえず画面上に文字は浮かび上がるはずです。しかしこれでは調子がでないというのはどうしてなのでしょうか。

哲学研究者の河野哲也は、「心的能力」と呼ばれているものは、私たちの身体的活動と環境との相互性のなかではじめて成り立つと述べています。例えば計算能力は知能の一種ですが、私たちは複雑な計算をするときには筆算表記をして解きます。その意味では計算という思考過程には、本質的に鉛筆や紙、計算機などの外部のリソースの操作も含まれているというのです。これに従って考えるならば、元新聞記者フジワラさんの論理的思考は、書くという身体的活動と、ペンと紙という外部リソース、つまり環境との相互作用のなかでまとめ上げられていたと言えるでしょう。

フジワラさんは脳卒中に罹患することで右手の機能を失いました。しかしそれ以上に長年の記者生活で培った思考スタイル、すなわちペンと紙を使って書きながら考えを整理するというスタイルを失ったのです。一般的にスタイルという語は、「あの人はスタイルがいい」といったように姿形という意味で用いますが、それ以外にも型、様式、方法という意味もあります。「それが彼流のスタイルだ」というときの「スタイル」とは、長年の生活で身に染み付いたひとつの様式、やり方のことです。

私たちが日々の生活を安心して送るためには、様々な能力を発揮する必要があります。そのような能力の発揮の仕方には、知らず知らずのうちに身に付いたその人独自のスタイルがあるものです。この元新聞記者の場合には、論理的に考えるという能力を発揮するためには、ペンと紙という外部リソースは不可欠な条件であり、それらとセットで考えるというやり方がまさにスタイルだったと言えるでしょう。だからこそパソコンという別種の外部リソースではスタイルが異なるため、うまく考えがまとまらなかったと考えられます。

このようにみると、身体機能を失うということの本質は、ただ単に「書けない」というひとつの身体行為を失う以上に、その人の「心的能力」を発揮するスタイルそのものを失うということにあるとも言えるのです。したがって麻痺による身体所作の変化は、それに共起する思考、感情、記憶などの変容も同時に引き起こす可能性があると言えるのではないでしょうか。

○日記を書くということ

私たちの身近な表現手段のひとつとして日記があります。他人に見せることのない個人的な日記、出版を目的とした作家の日記、他者との共同で書かれる交換日記、そして公開性を前提として電子メディア上で展開されるウェブ日記など、その形態はさまざまです。ここでは脳卒中者の方が、いわゆる古典的な個人日記を書くことの意味について考えてみたいと思います。

そもそも近代日記といわれるものは、私的な領域で書かれる個人的なものとして誕生しました。つまり現在の自分が過去の自分についての出来事を記録し、未来の自分に伝えたいことを書く、というのが近代日記と言えましょう。その意味において、日記は過去、現在、未来という時間軸を貫通する私的コミュニケーションであり、自己メディアなのです。

このような私秘的な日記（非公開を前提に書かれた日記）には真実が記録されていると言えるでしょうか。公開を前提としたものであれば、書き手がいくらかの脚色を加えるであろうことは容易に想像がつくでしょう。なぜなら書き手は、読み手に自分がどのように思われるのかを先取りして、「こう思われたい」という理想の自己像を半ば意図的に構成しようとするからです。

では非公開を前提とした日記には、そのような意図は入り込まないのでしょうか。心理学者の依田新によれば、人は自ら真実を告白しようとしながら、それに伴う暴露を恐れて若干の虚飾を加えると述べています。つまり日記とは他者にみられたくない反面、読み手を仮想するという矛盾性を内包したものということになります。やはり私秘的な日記であっても、それがどこかで公開された場合を想定して、多少の脚色をして書いているのかもしれません。

また日記に書かれた出来事は、どんなに短時間後に書かれたものであっても、記憶の主観的な再構築であることは免れません。よってそこには書き手の理想や願望が反映され、真実とは多少ニュアンスの異なる自己語りが展開されることになるのです。さらにその後の出来事や現在の状況が影響して、当時の記憶は再解釈がなされ、それが日記として綴られることもあると言えるでしょう。

日記とはこのような特徴をもつものですが、では一体私たちはどのような理由からそれを書くのでしょうか。一般的にみると次の三つの理由が考えられます。第一に考えられるのが備忘録としての役割です。特に入院生活は普段の日常とは大きく異なり、病状も刻々と変化していきます。そのため、その都度の出来事や心理状況を書き留めておかないと、それらは忘却の彼方へと姿を消してしまうでしょう。実際にこのような理由から病床日記を書き始める方もいらっしゃいます。

第二の理由として考えられるのは、自分の感情を吐露するために書くということです。人には言いにくいことであっても、建前上は非公開の日記になら思いの丈を書くことはできるでしょう。ときに人は苦しく辛い感情を自分ひとりの胸にしまっておくことに耐えられなくなります。特に重篤な病気になったときの苦悩は、察するにあまりあると言えましょう。そのようなとき感情を吐き出せる相手がいれば、それはカタルシス（心の浄化作用）となり、いくぶんか胸のつかえも軽くなるはずです。もし話を聞いてくれる相手がいなくても、日記にその思いを綴っていけば、書くという行為が感情の吐露としての浄化作用となり、わずかながらでも心の救いとなると考えられます。

日記を書く第三の理由としては、自己洞察のために書くという点があげられます。書くという行為を通した自分自身と対話は、混沌とした状況を整理し、より客観的に自分を見つめるという態度を引き出します。客観的に自分を見つめるというのは、もうひとりの自分が自分自身を俯瞰することであり、このようなあり方が自己洞察ということになるのです。このような見方は、高次の自分から苦しい状況にいる自分自身を冷静に見つめることができるので、現状に溺れないですむという効力が期待できましょう。

○セラピーとしての日記

ここでは実際の脳卒中者の日記から、なぜ日記を書き始めようと思ったかについて綴った一文を見てみたいと思います。以下は元会社員ハマダさんの日記から抜粋したものです。

私はこの病気、私を襲ったこの病気について素直に知りたいと思った。どんな病気であり、どのような顛末をむかえるのかについて書いておきたいと思った。日々変化するこれからのことを、その心情とともに書き記していきたい。それが日記をつけ始めた理由である。（元会社員ハマダ

さん・六〇代男性）

　この文には、先にあげた日記を書く三つの理由がすべて盛り込まれています。第一に日々変化していくこれからのこと、それがどのような顛末をむかえるのかについて書き記しておきたい旨が書かれています。これは備忘録として活用したいということにほかならないでしょう。第二にそのときどきの心情を書き記しておきたいこと、すなわち感情の吐露をしたいということが書かれています。そして第三に自分を襲ったこの脳卒中という病気について素直に知りたいと書かれています。ここでいう「素直に」というのは、ありのままに脳卒中という病気に関するすべてのことを知りたいということであり、そのことによって自己洞察をしたいと思っていると解釈できるのではないでしょうか。そして日記をつけ始めてから四ヶ月後、次のような一文で日記の効用を綴っています。

　今の私にとって、日記に思いをつづっていくことがなによりの安らぎになっている。悲しいこと、辛いこと、そして心配なことなどを書いていくだけで、こころなしか体が軽くなるような気がするのである。（中略）まだまだ不安はあるが、静かに自分を見つめ直し、今後何をなすべき

なのかを考えていきたい。（元会社員ハマダさん・六〇代男性）

この方にとって書くことが安らぎとなっているのは、悲しいこと、辛いこと、そして心配なことなど、まさに心の重荷となっている心情を言葉として吐き出しているからに違いありません。溜まった重荷を解き放つからこそ体が軽くなるのであり、それはひとつの浄化作用として慰めとなっているのでしょう。日記を書くという行為は書き手の自己フォーカス（自分自身への注意）を高めます。自己フォーカスにより、人は自分の価値基準に従って自らの行動を律するようになり、自分らしさを実現しようとするのです。してみれば、日記を書くという行為にはひとつのセラピー的要素があるのかもしれません。

○ウェブ日記と闘病記

ここまでは古典的な（私秘的な）日記を書くという形態についてみてきました。ここではウェブ日記や闘病記という別の形態で書くという行為についてみていきたいと思います。

前者はホームページに自分の体験を綴るなど、インターネット上で不特定多数の人へ公開していくというものです。よって書き手は最初から読み手を想定して書いていくことになります。したがって書き手は、自分がどのように思われたいのかという、未来の時点における読み手への印象を先取りして書いていくことになるでしょう。

私はウェブ日記を始めた脳卒中者の方に、なぜ古典的な日記ではなく、公開を前提としたものに自分の思いを綴るのか尋ねたことがあります。その方によると、ウェブ日記だと相手の反応があること、すなわち自分の発信に対して様々な意見が返ってくることが張り合いとなり続けているとのことでした。たとえ自分への賛同でなくても、反応があるということは書くエネルギーになります。まさにその反応が欲しいからこそ、ウェブ日記という形態を選んだということができるでしょう。

では相手からの反応を欲する背景にはどのような心理が潜んでいるのでしょうか。私たちは自分の存在の確からしさを自分一人では十分に確認することはできません。自分を受け止め承認してくれる他者の存在があってこそ、はじめて自分が何者であるかを認識することができるのです。もし自分の発信に対して、他者からのしかるべき反応がないとしたら、発せられた思いは虚空の彼方に消え、自分という存在の確からしさを得ることはできないでしょう。自分の意見に対して反応してくれる誰かがいる。たとえそれが自分の意見に否定的であっても、相手は自分のことを一人の人間として受け止めてくれたからこそ否定するのです。

したがって他者からの承認による自己承認とは、相手が自分に賛同してくれるか否かということよりも、しかるべく反応してくれる＝自分を一個人として受け止めてくれるという行為のうちにあると言えるでしょう。してみれば、ウェブ日記は読んでくれる誰かがいるからこそ自分のことを書くと考えられます。そしてそこには他者からの反応＝承認によって、自分はこの世界に確かに存在しているということを得心したいという心理があると言えるのではないでしょうか。

脳卒中になるとそれまであたり前のように行えたことができなくなり、生活そのものが激変することも少なくありません。自分があたり前だと思っていたことができなくなるという自明性の崩壊は、脳卒中者の自尊心を傷つけ、ややもすると自分という存在の希薄化を招く恐れもあるでしょう。そのようなとき、自分を個人として尊重し、真摯な反応を返してくれる他者は、自分という存在を下支えしてくれる存在として望まれることになります。脳卒中者がウェブ日記を書くという行為は、そのような相手探しのためのひとつの試みなのかもしれません。

最後に闘病記を書くということについて触れておきたいと思います。柳田邦男は、闘病者が書くという行為の意味について、①苦悩の癒し、②肉親や友人へのメッセージ、③死の受容への道程としての自分史への旅、④自分が生きたことの証しの確認、⑤同じ闘病者への助言と医療界への要望、という五つをあげています。しかし脳卒中者の場合、人生の再スタートに臨むわけですから③はあまり当てはまらないかもしれません。

以前、私は既に出版されている脳卒中闘病記から、作者の執筆動機について調べたことがあります。その結果、彼らが闘病記を書こうと思ったひとつの大きな理由として、柳田のいう⑤の意味があるということがわかりました。

しかし脳卒中者の方に言わせると、脳卒中闘病記はがんなどに比べ、その数はとても少ないとのことです。確かにがん闘病記は数多く出版されており、図書館の闘病記コーナーでも、胃がん、乳がん、大腸がんなどの種類ごとに分類されて並んでいます。それに比べたら脳卒中闘病記が少ないという彼らの意見も一理あるのでしょう。そのような状況であるからこそ、なおさら自分の体験を役立てたいという気持ちが湧き上がるのだと思います。

そしてもうひとつ、闘病記を書くことの意味についてあげられているのは、医療関係者へのメッセージということです。これは病人の立場から医療関係者へのいろいろな注文が、評論風に書かれるという体裁をとることが多いという印象を受けます。どのような現場でもよく見られる現象ですが、その場にどっぷり浸かってしまうと、見ている（立ち会っている）けれど気づいていないことが多々あるものではないでしょうか。もしかすると医療現場などは、その最たるものかもしれません。その意味では、闘病記とは医療関係者にとって、患者の内実を知るための必読の書と言えるかもしれません。

では脳卒中者が他人の脳卒中者闘病記を読むことにはどのような意味があるのでしょうか。そこには他者の苦しみに触れることによって、自分の苦しみが癒されるという「共苦による癒し」という意味があります。この病気で苦しんでいるのは自分一人だけではないと思えたとき、人は癒されます。この苦しみは私だけの特別なものであり、すべてを一人で背負わなければならないと思うと、その重みに耐えかねて悲鳴をあげたくなるでしょう。しかし、苦しいのは自分一人ではないということを知ったとき、そこには苦しみの分かち合いによる重荷からの解放がもたらされるのです。以下は他人の闘病記を読んだある脳卒中者の語りです。

○○さんの本（脳卒中闘病記）を読んでワーッて泣いちゃったんです。もう大泣きしちゃったんですね。私だけじゃない、私一人じゃないんだってわかったとき、もうなんか涙が止まんなくて…。今までなんで私だけこんな病気にならなきゃいけないのって思ってました。でもこれ読んでね、私だけじゃないんだってね。なんか少し楽になったような、そんな感じです。（主婦タカハシさん・六〇代女性）

おそらくこの方は闘病記を読む前まで「この病気の苦しみは私だけの特別なもの」と思ってい

たのではないでしょうか。しかし闘病記を読むことによって、自分だけの特別な苦しみではないことを理解したのでしょう。この方の号泣の理由は、まさに同じ体験をした人がいることを知ったことによる時空を超えた共通体験、すなわち苦しみの分かち合いによって癒しが訪れたからではないでしょうか。このようにみてくると、闘病記は書き手、読み手の双方にとって大きな意味を持つものと言えるでしょう。

○文字を書かなくなった人

ここまで脳卒中者の経験を参考にして、私たちにとって「かく」という行為がどのような意味を持つのかについて考えてきました。最後に「かく」という行為の形式が変化することによって、私たちはどのような影響を受けるのかについて考えてみたいと思います。

最近、パソコンやスマートフォンの普及によりペンで文字を書く機会が少なくなってきたような気がします。先ほど述べたように、ペンで文字を書くことはすぐれて身体的かつ精神的な行為と言えます。そして刻印された文字には、その人の個性があふれ出ているといってよいでしょう。しかしパソコンで打ち出された文字は画一的であり、手書き文字のような個性は現れません。パソコンはその利便性と引き替えに、文字から個性というその人特有の身体性と、そこに内在する精神性まで奪ってしまったのかもしれません。

今後ますますペンで文字を書く機会は少なくなり、かわりにパソコンなどＩＴ機器の利用が増えていくでしょう。また音声入力もさらに普及するかもしれません。そうすると思考のスタイルも「ペンで書いて考えを整理する」という形式から、「キーボードを押しながら（画面をタッチしながら）考えを整理する」といったものに変わっていくかもしれません（すでに主流はこちらかもしれません）。

先にも述べたように、そのとき私たちの思考自体がどのように変化していくのかについて考えておくことはあながち無駄ではないでしょう。ＳＮＳ（ソーシャルネットワーキングサービス）のやり取りにおいて、打ち込める文字数に制限がある場合、私たちの思考はその限られた文字数の中で完結するように単純化されてしまうと考えるのはただの杞憂でしょうか。

つまり考えておかなければならないのは、パソコンやスマートフォンの登場は単に文字を刻印する媒体が変わるということにとどまらず、私たちの思考スタイルにまで影響しかねないということなのです。

考古学者のアンドレ　ルロワ＝グーランは、手がもはやこれ以上何もすることをもたないのであれば、人間の思考も変化するだろうと述べています。留意すべきことは、テクノロジーの進歩が、私たちの身体性にどのような影響を与えるかということであり、そしてそのことによる思考自体の変容の可能性なのです。先にあげた書家や元新聞記者の例は、そのことを暗に教えてくれているような気がしてなりません。私たちが新たなテクノロジーを手に入れることによって身につける思考スタイルとは、一体どのようなものなのでしょうか。

第六章

まなざされる ―― 対象化される自己

この章では「他者のまなざし」を中心テーマに据えて、脳卒中者の経験をみていきたいと思います。そして私たちは「まなざしを向ける・向けられる」という関係性のなかにおいて、いかに外見的存在であるのかについて考えてみたいと思います。なお「まなざし」とは目つきや目の表情という意味ですが、広辞苑第六版には、その動詞化である「まなざす」についての意味が記載されています。それによると「まなざす」とは、視線を向ける、見る対象とする、指向する、といった意味があるようです。本章のテーマである「まなざされる」とは聞き慣れない言葉かもしれませんが、ここでは「他者から視線を向けられ対象化される」という意味で使いたいと思います。

○まなざしの構造

「目は口ほどにものを言う」ということわざがあるように、目には私たちの内奥の感情が如実に反映されます。最近では「目力」という言葉もよく耳にしますが、目は単に物を見る器官ではなく、人間の精神が宿る器官であると言うことができましょう。よって、このような精神の発露である目によってまなざされるとき、人はそこに何らかの意味を読み取ってしまうのです。

社会というのは人々のまなざしが交錯する場であり、そのなかで暮らす私たちは、常に他者から向けられる様々な「まなざしのストレス」を受けているといってよいでしょう。それは私たちが身体としてこの世界で生活している以上、宿命的なことなのかもしれません。私たちは他者の視線にさらされなければ生きられない可視的な存在なのです。

可視的であるとは見られる対象とされてしまうということであり、そこには必ず他者の評価の目が潜んでいるのです。サルトルは「他人のまなざしが向けられることによって、人間はモノ（対象）に変えられてしまう」と述べています。つまり他者にまなざしを向けられた瞬間、私たちは他者にとって「何者かである存在」となってしまい、同時に様々な評価がまとわりついてくるということになるのです。どうやら「まなざしのストレス」の正体とは、私たちが身体という可視的な存在であり、そのために他者から否応なく対象化され、そして評価されてしまうことのうちにあるといってもよいのではないでしょうか。

しかしどうでしょう。もし他者のまなざしがなかったら、私たちの生活全般は限りなくルーズなものになってしまわないでしょうか。他者から対象化され評価されるというたがはずれたとき、人間の怠け癖はとめどなく広がってしまうでしょう。まなざしを向ける他者がいるからこそ、人は身体および行動を装います。その都度の状況に合わせて装うことによって、私たちははじめて他者（社会）に受け入れられるようになるのです。よってその時と場所に合わない装いは、周囲から冷たいまなざしを向けられることになるでしょう。以上のことを踏まえたうえで、次に例示した脳卒中者の語りについてみてきたいと思います。

なんかね、手を振って歩いてるんだけど、手を振るのがね、やっぱりこう、なんていうの、やっぱり、「あっ、具合が悪いんだな」って思われてるんじゃないかな。手が曲がったままになっちゃう。人が見れば身体障害者に見えるんでしょうね。やっぱり外に行くの気が引けちゃいますよね。（元アルバイトヤマモトさん・四〇代男性）

ファミリーレストラン行ってもの注文しますでしょ。そうすっと（利き手が）きかないからこっちで（非利き手で）食べるでしょ。あの、家では心配だから、こういう鏡を置いて見てるわけですよ、口にうまく入ったかどうかって。ときどきこの辺（口元）にくっついたりするでしょ。それが心配で外で食べられないですね。家族は「あんたが気にするほど見てないよ」とか言いま

すけどね、なんとなくそんな目してる気がする。（元会社員タムラさん・六〇代男性）

これらの語りをみると、脳卒中者の方たちがいかに他者のまなざしを気にしているかということがわかるでしょう。先程も述べたように、人は他者のまなざしによってとらえられるとき、評価される対象とならざるをえません。自分と対等な主体としての他者のまなざしは、自分という存在の評価に直結します。よって人は他者にまなざされるとき、自分の劣部が暴かれるのではないかと動揺し、恥ずかしさを感じてしまうのです。

身体として存在している私たちは、このような「まなざす・まなざされる」というまなざしの構造から逃れることはできません。私たちはそのことをよく知っているため、常に自分を省みて、他者（社会）に受け入れられるように装うのでした。してみれば、自己（身体）を認識するためには、その前提として他者のまなざしが必要であるということになります。他者のまなざしを通して自分自身を振り返るという自己省察なくしては、私たちは自分自身を認識することはできないのです。そして身体の美醜についても、他者にまなざされることによって、すなわち他者に評価されることによってはじめて認識され、それによって美醜についての自己アイデンティティは確立すると言えましょう。

では先の脳卒中者の語りについてみてみましょう。まずヤマモトさんは、自分が身体障害者という存在として評価されているのではないかと思っているため、外出することに対して気が引けると語っています。同様にタムラさんも自分の食事マナーが評価されているのではないかと思ってしまい、外食を控えたいと述べています。このように他者のまなざしが気になってしまうのは、先ほど述べたように、そこに自己存在を評価する目が潜んでいるからと考えられます。そしてそのような評価を潜ませた他者のまなざしから自己存在を防衛するために、脳卒中者は人前に出たくない（他者のまなざしから自分の身体を隠蔽したい）と思ってしまうと考えられます。それは他者（社会）に受け入れられるように装いたくても装いきれない、切ない哀調の思いとも言えるのではないでしょうか。

次になぜ脳卒中者たちは自分が身体障害者と思われているのではないか、またはネガティブに思われているのではないかという思いを抱くのかについて考えてみましょう。社会学者の栗原彬は、まなざしとは反復されることによって構造化されるものであると述べています。そしてまなざしの構造化は、差別するまなざしを投げかける側だけに起こるのではなく、まなざしを注がれる者においても、そのまなざしはしばしば内面化され、双方向的に構造化されるとしています。この説に従えば、社会における一般的な障害者観が、まなざす・まなざされるという反復を通して、脳卒中者に内面化されてしまうということになります。

では社会における一般的な身体障害者観とはどのようなものなのでしょうか。社会学者のアーヴィング・ゴッフマンによれば、身体障害者は否定的な社会的アイデンティティをもたらす属性であるスティグマ（Stiguma＝負の烙印）のひとつであり、他のいかなる社会的アイデンティティより優先されると述べています。また社会学者の石川准によると、身体障害者は健常者のまなざしを十分に意識しているため、しばしば印象操作という戦略をとるということです。これは知られると否定的に評価される負のアイデンティティを隠したり、価値あるアイデンティティの持ち主であるようにふるまったりする管理のことをいいます。このような戦略を用いなければならないこと自体、すでに身体障害者、健常者双方に身体障害はスティグマであるという価値観が内在化していることを意味しています。

してみれば、社会は身体障害者をスティグマとしてステレオタイプ的に認識していると言えるでしょう。このようなネガティブな社会的身体障害者観が、「まなざし」を媒介とした社会相互作用によって通念化し、脳卒中者自身に内在化されてしまうと考えられます。よって脳卒中者は見られることで自己の外見が気になり、相手のちょっとしたしぐさや雰囲気に対して特別な意味を読み込んでしまうのです。したがって脳卒中者が、他者から身体障害者と思われているのではないかと推測してしまうのは、脳卒中者に内在化された他者の内なるまなざし＝社会（他者）的な身体障害者観の影響によるものと考えられます。このように存在そのものを値踏みするような他者のまなざしは、脳卒中者の自己存在そのものを不安に陥れるものと言えるでしょう。

○いないけど見られている ―内在化された他者―

ここまで脳卒中者が、どうしても他者のまなざしに潜んでいる評価を気にしてしまう様についてみてきました。他者が私という存在を認識する際、まず相手に飛び込んでいくのは外見としての身体です。その身体に自信がもてないとき、脳卒中者は自分の存在に確信がもてず、孤独感に苛まれることになります。脳卒中者は麻痺した自分の身体が、いかに健常者社会のなかでは異質であり、そして突出してしまうかということに気づいています。だからこそ他者のまなざしから身体の隠蔽を図り、ぎりぎりのところで自尊心を維持しようとしているのではないでしょうか。

このような他者のまなざしの呪縛力は、実際にまなざされていなくても、まなざされる可能性がある場合においてはその威力を発揮します。次の語りはそのような例です。

会社行くんで電車乗るでしょ。まず電車座って足元から装具が見える。見栄えが悪いというか、

それが一番のストレスですよね。「誰も見てないから大丈夫」って嫁さんもいうんだけどね。頭ではそう思ってもなんとなくね。その、自分自身が気になる。（会社員サトウさん・五〇代男性）

デパートとか人のいっぱいいる所行きますでしょ。そうするとなんか緊張しちゃうんです。まわりから見られてるんじゃないかって。そんなことないって思っても、変に意識しちゃう。手なんてこんな硬くなっちゃって。（主婦ヒラノさん・六〇代女性）

会社員サトウさんや主婦ヒラノさんの語りからは、通勤電車やデパートといった健常者の多い場所へ身を置くことによって、他者のまなざしをことさら意識してしまい、自分自身への自己注目が高まっている様子が読み取れます。身体が他者との関係における相互認知、相互交渉の手がかりである以上、社会参加には身体の開示が必然的に伴い、他者のまなざしを浴びるのは不可避なことと言えるでしょう。ここで注目されるのは、誰も自分を見ている者などいないと頭では理解していても、どうしても他者のまなざしが気になってしまうという自意識過剰な状態はどうして生じるのかということです。

ここで思い出されるのは、ミッシェル・フーコーのパノプティコンモデルです。パノプティコンとは、中央に監視塔を配した円形の刑務所施設における全方位監視システムのことです。このような刑務所に収監されている囚人たちは、常に看守に監視されていますが、自分たちからは看守を確認することはできません。このような施設にいると、囚人たちは見られていなくても常に見張られている気がしてしまい、監視されていることを永続的に自覚させられてしまうのです。フーコーによれば、このように監視されていることを内面化させることによって、囚人たちの服従はつくり出されると述べています。

また心理学者の浜田寿美男によれば、人は実際に見られているから「見られている」と感じるのではなく、実際に見る可能性のある人々が周囲にいるときに、そのような他者をつくりだすと述べています。このような自意識は内面化された他者のまなざしと言えます。この内面化された他者のまなざしとは、「世間の目＝他者の評価」の内在化であり、先に述べたように社会的身体障害者観に他なりません。

したがって、このような内なるまなざしが自らを規定する指針となるからこそ、実際に見られていなくても「身体障害者として見られているのではないか」と思ってしまい緊張するのでありましょう。他人のまなざしを見るということは単に「何かを見る」ことではなく、「その人が自分をどう見るか」も見ています。したがって彼らは他者のまなざしに脳卒中者としてとらえられている自分を見たのではないでしょうか。それゆえに自尊心は大きく揺さぶられ、そこに不安、羞恥、怒りなど様々な感情が生じるのではないかと考えられます。

○顔

私たちが他人を認識するとき最も注目するところは、やはり「顔」ということになるのではないでしょうか。顔は直立した人間の最上端に位置し、常に他者のまなざしにさらされます。哲学者の和辻哲郎は「いわんや顔を知り合っている相手の場合には、顔なしにその人を思い浮かべることは決してできるものではない」と述べています。これなどは、顔がその人全体の象徴であることを言い表しているひとつの例と思われます。

なぜ顔は人々に強い吸引力を与えるのでしょうか。それは顔というものが、私たちの感情をきわめて豊かに表現する媒体であり、そのことを通じた相互交渉により人間関係を結ぶための重要な部分だからと言えるでしょう。「顔がものをいう」とは人の心は顔にあらわれやすいということを意味し、赤面して「顔から火が出る」ような状態の人を見て、私たちは相手の羞恥心の激しさを察することができるのです。

しかしながら、顔は他者の眼前にさらされていながら自分では見ることができないというアンバランスな構図のうえに成り立っています。そこでは他者による私の顔の先取りという事態が生じており、見つめられた私の脆弱なアイデンティティは揺さぶられるはめになります。じっと見つめられると気恥ずかしくなることがあるのは、それゆえなのでしょう。

さて、脳卒中の随伴症状のひとつに顔面神経麻痺があります。麻痺側の顔面は重力に抗しきれずに垂れ下がり、その表情は非対称に歪んでしまう場合があります。このような容貌の変化が、脳卒中者に強烈な心理的インパクトを与えるであろうことは予想に難くありません。顔が常に他者のまなざしにさらされているという事実を考えると、歪んだ容貌に超然としていられる人などほとんどいないのではないでしょうか。むしろ恐れ、怒り、羞恥、不安といった感情が複雑に交差し、悩みの淵に立たされるのが普通ではないかと考えられます。以下の語りはそのような例です。

やっぱり気になりますよね。見られてんじゃないかなーって。けっこうチラッ　チラッて見てるのわかりますよね。この前、あの、地下鉄乗ったんですよ。空いてたんで前の窓ガラスに顔が映るんですよ。そしたら隣のおばさん、ガラスの顔ジーッと見てるんですよね。あーっ、みんなけっこう隠れて見てるんだなーって。（会社員オノさん・四〇代男性）

○○（某スーパーマーケット）行ったとき、向こうのほうで知らない人がじーっと見てるんですよ、なんか汚いものでも見るように。あー、いるんだなーこういう人がって思いました。そういった人の目は感じちゃうことありますね。もう気にしちゃいけないって思っても気になっちゃう。（主婦スギヤマさん・五〇代女性）

まあ、実際のところ人様の視線っていうのは感じます。とくに子供さんなんかよく見ますよ。まあ、めずらしいというか、変な顔に見えるんですかね。大人の人もね、見ますけどね、あからさまにじーっとってことは少ないですかね。でも大勢人がいるとこあるでしょ。そういうとこへ行くとなんか見られてるっていうか、視線がささるんですよね。女房なんかに言わせると、「誰もあんたなんか見てないわよ」っていうけど、なんかねえ、ちょっとそういうとこ行くと緊張しますよ。（元会社員ゴトウさん・六〇代男性）

この語りからは、彼らが努めて自分の容貌を気にしないようにしているという姿が読み取れます。しかしながら、どうしても自分の劣部が暴かれるのではないかと動揺し、気恥ずかしさを感じてしまうのです。オノさんやスギヤマさんの「やっぱり気になりますよね」、「気にしちゃいけないと思っても気になっちゃう」という語りのなかで「気にしている」のは、自分と対等な主体としての他者のまなざしに潜む評価です。人は自分の顔をリアルタイムに見ることはできません。顔は常に他者による先取りという状況にさらされており、私自身から疎外されていると言えるでしょう。よって自分の自由にならない顔についての他者評価に恐れや不安を感じるのです。

社会心理学者の人坊郁夫によると、最近は見られる自分への意識が増加しており、他者からどう評価されるのか、排除されないかといった「自分自身の社会的位置づけ」について心配する人が多いと述べています。このような受動的なあり方は、最初から主導権を他者に譲り渡しているといってよいでしょう。そのようなメンタリティの傾向が強いのであれば、なおさら自分の顔がリアルタイムで把握できない状態というのは、不安をあおることになるのかもしれません。

さて、顔はそれ自体で周囲の他者が無視することのできない吸引力を発揮しますが、一方において、それはマジマジと対象として観察できるものではありません。なぜなら、まなざしを向ける相手は、自分と対等な主体として存在しているのであって、そのような存在に無遠慮に評価のまなざしを向けるのは失礼にあたるからです。人からジロジロ見られてなんとなく嫌な気持ちになるのは、値踏みをされているようなまなざしが原因でしょう。

眼科医や歯科医は診療に際して患者の顔を覗き込みます。しかし、そのときに見ているのは生理的器官としての眼球や歯であって、決してまなざす主体としての存在ではありません。そうでなければ気恥ずかしくてとても診療などできないでしょう。よって私たちはお互いにまなざす主体として顔を突き合わせるとき、もはや顔は主体そのものとなり観察の対象となることを拒むのです。

今後のこと話し合うって、その、会社で面接があったんですね。そのとき感じたんですけど、なんか前と雰囲気が違うっていうか。上司の人、なんか緊張してるなーって。ちょっと目が泳いでるっていうか、こんな顔だから目のやり場に困ったんですかね。（会社員オノさん・四〇代男性）

よく視線感じるからそっち見るでしょ。そうするとたいていの人が「あっ、まずい」って感じでパッと目をそらせますよね。先週もおじさん、じっとこっち見てるから見返したら、パッと目そらしてどっか行っちゃった。だいたいがそうですよ。（主婦スギヤマさん・五〇代女性）

目が合うと気まずいっていうかさ、他のところへ目をやっちゃいますよね。うーん、なんでなのかなー。たぶん相手も気まずいって思ってるんじゃないかな。（元会社員ゴトウさん・六〇代

男性）

さて、ここで語られているような、相手の「目が泳いでる」、「パッと目をそらす」という事象も先のこととは無縁ではありません。相手を一人の主体として、同じ能動性を発揮しうる者として感受することが、他者との交流を成立させるための条件です。そして再三述べたように、私たちのまなざしには必ずなんらかの評価の目が潜んでいます。評価しうる者との対面にはある種の緊張感が漂い、まなざしは交差し、また微妙にずらし合います。

いま顔面麻痺という様態を呈した脳卒中者の顔がそこにあります。周囲の他者は無視することのできないその顔の強い吸引力に引かれるでしょうが、自分が評価するまなざしを向ける者であることを十分に承知しています。そのようなときの社会的儀礼として、他者の劣部を見て見ぬふりをする儀礼的無関心という対処のしかたがあります。

しかし先の語りに登場する他者においては、顔の強烈な吸引力と儀礼的無関心という対処の間で揺れ動き、視線の着地点を探しながら漂流している様子が見て取れるでしょう。脳卒中者はそのような他者の視線の漂流を見逃さず、そこに相手の緊張や気まずさを読み取っているのです。

このような緊張や動揺が「まなざす・まなざされる」というまなざしの交差において生じるの

なら、それは当然のように脳卒中者自身も感じているはずです。ゴトウさんの語りにみられるような「自らの気まずさへの自覚」は、そのことを裏付ける好例であると言えるのではないでしょうか。以上のように主体同士のまなざしの交差は、磁場とも言える空間を構成し、互いの顔に強く引き付けられながら決して対象化できない関係として成立していると言えるでしょう。

○まなざしから自由になるには

ここまでみてきたように、まなざしの構造に縛られた人々にとって、素の自分をさらすということはことのほか困難なようです。内なる他者のまなざし（世間の目）による呪縛は、意志の力だけで解けるような軟弱なものではないと言えるでしょう。

隠すという行為は、その隠そうとする意図が見え透いてしまったとき、かえってその部分が際立ってしまうということがよくあります。そして自分をかたく閉ざして隠蔽を図ろうとしている者に、人は好意を寄せようとはしません。傷つきやすい自分を守るために殻を厚くして自閉していると、外部から栄養を取り込めなくなり、やがては栄養不良を起こしてしまいます。他者のまなざしから過剰防衛を図っている人が、このような末路をたどるとするなら、それは大変不幸なことだと言えましょう。

ではどうしたらよいのでしょうか。ここでは浜田寿美男の議論を参照して考えてみましょう。浜田は内なる他者の目（世間の目）から抜け出すためには、「世間のあり方」を変えるべく、その世間を構成している他者との「関係のあり方」を変えるように具体的に動くしかないのではないかと述べています。世間とは、人々の有機的な結びつきによって築かれる関係性のネットワークのことです。そうであるならば、個々の人間関係が変わっていけば、わずかながらでも世間のあり方は変わりうるのではないでしょうか。

この説は臨床経験上うなずけるところがあります。脳卒中者に対して社会参加を促す際、やはり世間のまなざしに気圧されて二の足を踏む方も少なくありません。そのようなとき、「人の目など気にするな」「ありのままでいい」などと励まして、本人の決意に任せてもなかなかうまく事は運びません。しかしこのような方でも、患者会や先輩脳卒中者が活動しているボランティアグループへの参加をきっかけとして、少しずつ社会参加が行えるようになる例があります。参加される脳卒中者の身体状態は決して十分なものではありません。しかし、そのような状態であっても、周囲の人々と共同活動をしていく過程において、そこには新たな人間関係が生まれてきます。そしてこの新たな人間関係を生きなおしていくことによって、脳卒中者本人、および周囲の人々の意識も変わりうるのです。

もちろん、このことだけで脳卒中者が他者のまなざしから完全に自由になれるわけではないでしょう。しかし、たとえどんなに些細な人間関係の変化であっても、それは他者のまなざしから過剰に自分を守っていた防護壁に風穴を開け、外部との交流を再開させる契機となる力を持つのです。

まずは参加しやすい人間関係のネットワークの中に身を置いてもらい、そこで新たな人間関係を生きなおしていく。このような過程を丁寧に生きなおすことによって、徐々に自己防壁は切り崩され、相手に対して対等なまなざしを向けられるようになっていきます。忘れてならないことは「意識が人間存在の関係性のあり方を変える」のではなく「人間存在の関係性のあり方が意識を変える」ということではないでしょうか。

第七章　いたむ ―― 痛みを切り分けるということ

臨床上、脳卒中発症後に痛みやしびれを訴える方は少なくありません。麻痺側の肩を中心とした上肢全体の痛みやしびれ、また腰痛や膝痛の訴えなどは典型的な例と言えるでしょう。

痛みにまつわる辛い経験は、痛みの感覚そのものだけがもたらすわけではなく、痛みによって引き起こされる様々な苦悩をも含み込んだものであることは言うまでもありません。

私たちは身体に痛みを感じると、何らかの重篤な病気の予兆なのではないかと考えてしまい、不安や恐怖にとらわれてしまいます。そして痛みの原因が何であるのかについて詮索し、そこにひとつの「痛みの物語」を創りあげようとするでしょう。

よって痛みの経験とは、生理学的な痛みの感覚、痛みによって引き起こされる不快な感情、そして痛みに対する様々な意味づけに基づく諸行動が相互作用を起こしている全体のことと言えます。

以上のことを踏まえながら、本章では脳卒中者の痛みの経験を参考に、痛みを訴える人に対する処し方について考えてみたいと思います。

○痛みの共感の難しさ

痛みは共有できる感覚ではないので、本人の辛さは完全にはわからないというのが正直なところです。痛みは年齢や性別、そして性格や文化的背景などによって異なる表情をみせます。また過去の疼痛体験やそのときの身体、精神状況によっても様々でしょう。よって他者の痛みに対する安易な共感は、かえって本人を失望させてしまうことがあるのです。

お友達が来てね、手さすってくれて、私が手、痛いって言ったからね。私もケガして手をね、痛めたからわかるって。必ず良くなるからがんばんなさいって。もう泣きそうな顔で言ってくれて。まあ、その気持ちはありがたいっていうか…。でも違うって。あなたなんかにはわかんないでしょって。なんか同情されてるみたいで嫌だったっていうのがね、正直な気持ちでしたね。（主婦ナカジマさん・六〇代女性）

この語りは入院中に友人がお見舞いに来てくれたときの場面です。語りの前半から、友人の方がナカジマさんの痛みに共感して励ましていることがわかります。ところがナカジマさんは、自分の本当の痛み、辛さを友人はわかっていないと語っています。

　脳卒中者に限らず、私たちは他者から無遠慮に同情や憐みをかけられることを好みません。同情は他者の痛みを自らのものとして取り入れ、その過程で自らも悲しくなることによって生まれます。つまり相手の痛々しい状態を正視できないとき、その痛みを回避するために同情が動機づけられるのです。

　精神科医の北山修は、相手の痛々しい状態を目の当たりにしたときの痛々しさや悲しみは、それを見る側に湧き起こるのであって、このとき見られる側が同情を忌避するのは、見る側の自己中心性を嫌っているからであると述べています。してみれば、ナカジマさんが友人の気持ちをありがたく思う反面、釈然としないでいるのは、友人の泣きそうな顔の裏に、自己中心性に支えられた同情心を見抜いたからなのかもしれません。

　人は単純には同じではありません。ましてや複雑な要因からなる痛みの経験は、きわめて個別性に富んだものです。それを安易に同じとして共感の情を示されたとき、人は偽善や押しつけがましさを感じてしまうのかもしれません。

　社会学者の大澤真幸は、他者の痛みへの真の共感とは、それは私にはわからない、私からはそこにどうしても到達できないということを痛切に実感することのほうにあると述べています。この「共感の不可能性こそが共感である」という逆説は、痛みを訴える人への寄り添い方にひとつのヒントを与えてくれます。

また五木寛之によると、「悲」はサンスクリット語で「カルナー」といい、溜息、呻き声を意味すると言います。そして他者の痛みが自分のもののように感じられるが、その人の痛みを自分はどうしても癒すことはできない、そのとき「ああ…」という呻き声を発する、その声が「カルナー」だそうです。これを踏まえて五木は、悲しみを癒すのは悲しみであり、励ましではないと述べています。

このような大澤や五木の説を援用するなら、安易に共感を示せば示すほど疎外感を抱いてしまう相手に対しては、むしろ最後の最後のところでは、「あなた」の痛みをわかってあげられないことを真摯に示し、そして共に悲しむという処し方のほうが適していると言えるのかもしれません。痛みの経験とはことほどさようにデリケートな問題と言えるでしょう。

○相手への信頼は痛みの軽減の第一歩

ここまで痛みを訴える人への安易な共感は、かえって相手に疎外感を与えてしまうことがあることについて考察しました。だからといって痛みが癒されていく過程において、他者の存在は必要ないかといえば、そのようなことはありません。人は痛みの感覚それ自体というよりも、痛みを受けとめてくれる他者がいることによって泣き出します。そして泣き悲しみを訴えるという行為をもって、それに耐えていけるのです。例えば子どもが道端で転んだとしましょう。もし、まわりに人が誰もいなかったとしたら、その子はケロッとした顔で起き上がり、また駆け出していくことでしょう。ところが母親が駆け寄っていくと、その子は痛みを訴えて泣き出すのです。つまり訴える存在としての他者がいるからこそ、泣き訴えるわけです。

腕からずっと先の方まで痛だるいのはずっとあったけど、えっと、この頃はちょっとましになったんです。○○先生に痛いんですって言ったら、「モリタさんは薬飲みすぎだから少し減らそう」ってことで、薬の量が減ったんですね。えっと、今まで薬出してくれる先生はね、いっぱいいたけど、薬減らそうって言ったのは○○先生が初めてでしたね。なんかそのとき、よくわかんないんですけど、「あっ、この先生信じられる」って。なんかそう思ったのをね、すごく覚えてます。
（主婦モリタさん・六〇代女性）

この語りは主婦モリタさんが脳梗塞の再発で入院したときのものです。このとき、諸事情から主治医は変更になっていました。ここでモリタさんの痛みを受けとめてくれた存在は、新しく主治医となった○○先生です。ここで留意しておきたいのは、痛みの軽減を条件づけている他者の存在の重要性は、痛みを訴える者が、相手にどこまで信頼を寄せられるかにかかっているということです。

ここで再度、大澤真幸の説を援用しましょう。大澤は「信じる」ということは何かにコミットすることだと述べています。二人の医師が同じように痛みの原因について説明しても（同じように医学的知識を与えても）、一方の医師を「信じる」ということは、患者が主体的にコミットした（関わりあいを持とうとした）ことに他なりません。そのとき患者は何にコミットしたかといえば、医師との関係性にコミットしたのです。知識にはコミットすることはできません。知識を獲得する前提条件として「この先生は信頼できる」と感じていることが重要であり、そのとき知識は初めて真理となるということです。

したがって、他者とどのような関係性を結ぶかによって、痛みは強くなったり弱くなったりする可能性があるということになるでしょう。信頼とは不確定な未来を信じて、事前にある種の態度決定をすることです。痛みの苦しさは、苦しさを感じている者を「いま・この場所」に閉じ込めてしまい、思考をも閉塞させてしまいます。相手を信じ、未来という不確定な時間に身を任せるという行為は、私たちを閉じ込めていた痛みを解きほぐし、軽快に向かわせる契機となるのかもしれません。

◯痛みのオノマトペ

ここでは痛みのオノマトペについて考えてみたいと思います。そもそもオノマトペとは、フランス語で擬声語を意味する言葉であり、日本では擬音語、擬声語、擬態語の総称として使われています。例えば「頭がガンガンする」や「指先がピリピリする」というときの「ガンガン」、「ピリピリ」がオノマトペにあたります。

近年、このオノマトペを医療に役立てていこうという動きがあり、注目が集まっています。問診の際、患者は自分の症状をうまく言葉にできず、オノマトペを使うことが多々あります。そのようなとき、オノマトペに着目して症状の理解に役立てようという試みです。

まだ急に後ろの物、取ろうとしたときとか、こうズキンとなりますけど、おかげさまでここまでになりました。前はとにかくズキズキ、ズキズキ痛くてね、それが辛かった。けど、見て、ほら、だいぶ腫れも引いたし、手の色も良くなったでしょ。これもう少し良くなってくれるとね、いい

と思うけど。（主婦キノシタさん・六〇代女性）

肩、動かすじゃん、そうすっとゴリゴリ音がするみたいなさ、そんな痛みがあったよね。今はそうだね、ときどきゴリッとするけどさ、うん、まあ良くなったほうじゃねえの。（自営業者マエダさん・五〇代男性）

えーっと、なんて言ったらいいんだろ。こうキヤッキヤッて感じで痛かったのね。だけど先生が姿勢治してくれたでしょ。それからちょっとずつ良くなっていった感じで、前みたいなあれはなくなりましたね。でもまだね、こうズーンと腰全体が重だるいような、そういう感じが続いてるような、あれはありますよね。（主婦ノグチさん・七〇代女性）

この語りをみると、キノシタさん、マエダさんは肩から手にかけての上肢の痛みについて、ノグチさんは腰の痛みについて訴えていることがわかります。それぞれのオノマトペの時間的変化をみると、キノシタさんは「ズキズキ」から「ズキン」へ、マエダさんは「ゴリゴリ」から「ゴリッ」へ、そしてノグチさんは「キヤッキヤッ」から「ズーン」へと移り変わっています。

「ズキズキ」、「ゴリゴリ」、「キヤッキヤッ」という繰り返しの語形は、痛みが一定の時間幅をもって持続している様を表現していると言えます。それが時間経過に伴って「ズキン」、「ゴリッ」という単独の語形に変わったということは、痛みの時間幅が持続的なものから瞬間的なものへと変化したことを意味します。そして単独語形に「(ッ)と」とつけて使う語形(ここでは「ズキンと」、「ゴリッと」)は、衝撃を伴う痛みの場合が多いと言われていることから、キノシタさん、マエダさんの痛みは、持続性の痛みから、何らかの拍子に出現する衝撃を伴う瞬間的な痛みへと変わってきたと考えることができるでしょう。

一方、ノグチさんのオノマトペの変化をどのようにとらえるかは微妙なところです。キノシタさんやマエダさんは「ズキ」、「ゴリ」という同音での変化でしたが、ノグチさんは「キヤッ」から「ズーン」という異なる音に変化しています。これは痛みの質がまったく異なるものへ変化したことを表現していると考えられます。「キヤッキヤッ」というオノマトペからは刺すような痛みが想起されますが、「ズーン」は静かではあるけれど深いところで重い痛みが持続する様が想起されるのではないでしょうか。

先ほど単独語形は瞬間的な痛みの表現に多いことについて触れましたが、「ズーン」は単独語形であるにもかかわらず、どこか持続性を感じさせます。これは「ズーン」が長く伸ばして発音する長音であることに関係があるのでしょうか。もしかすると音の長さと痛みの持続性はどこかで符合するのかもしれません。

このようにオノマトペは、痛みの量や質などについての情報を与えてくれる有益な表現と言えますが、なぜわが国ではかくも豊かにオノマトペを用いるのでしょうか。一説には日本語は他言語に比べて音節数が少ないため、それを補うために発明されたと言われています。

それに加えて次のようなことも言えるかもしれません。フランスの地理学者であり、東洋学者でもあるオギュスタン・ベルクは、日本語に擬声語や擬態語が多いことが日本的なのではなく、日本の擬態語の「きらきら」が強くなると「ぎらぎら」になり、「カタカタ」が激しくなると「ガタガタ」になるところに特色を見出しました。

これを受けて松岡正剛は、日本語とは状況に埋められた特徴をできるだけ使おうとする言語であると述べています。つまり、日本語は「私」という主語が突出して何かの説明を完結するのではなく、そこに自分がまじっている状態の特徴を説明しようとする言語文化であるということなのです。

「きらきら」と「ぎらぎら」はそのときの文脈に依存して使い分けられます。爽やかな輝きを表現するのであれば前者でしょうし、深い情念を表現するなら後者が選ばれるでしょう。このように私たちは、状況に属している特徴によっていろいろと説明しようとする「述語的な言語文化」のなかで暮らしているのです。

してみれば、日本人における痛みのオノマトペは、その痛みの状態によって多様に分化していく可能性が考えられます。よって痛みのオノマトペを丁寧に聞き取っていくことは、臨床家にとって非常に有益であると言えるでしょう。

医師であり、自らも痛みに苦しみドクターショッピング（よりよい医療を求めていろいろな医療機関を受診すること）をした経験を持つ熊谷晋一郎は次のように述べています。小さい頃から虐待を受けて、しんどいときに言葉をかけてもらってこなかった人、例えば「お腹が痛いの？」「どこがしんどいの？」というように言葉で切り分ける環境になく、逆にまったく無視されたり、「我慢しなさい」、「あんたが悪いから痛いんでしょ」と言われたりして育ってきた人は、本当に剥き出しの痛みとなり、苦痛が一塊になっているという例を紹介しています。そしてこのようなときは、そのしんどさに言葉を付与して味わえるようにしていく、すなわち「切り分ける」ことが重要なのだと述べています。

熊谷が言うように、痛みを区分していく作業こそが回復であるとするなら、状態の特徴に依存して使い分けられる痛みのオノマトペは、回復の一助として利用できるかもしれません。痛みに閉じ込められた状態に対して、その痛みを丁寧にオノマトペで切り分けていくという作業は、一塊となった痛みにくさびを打ち込むこととも言えます。これがきっかけとなり、頑固な痛みが溶け出していくのであれば、なによりも患者にとっての福音となるでしょう。

以上のようにみてくると、どこが、どのように、どれだけ痛いのか、そしてその痛みはどのように変化してきたのかという情報を含みこんだオノマトペは臨床上有益であり、さらに注目していくべきだと考えます。特に述語的な言語文化であるわが国においてはなおさらであると言えるのではないでしょうか。

○痛みを悼むこと

ここまで、脳卒中者の経験から痛みが軽快していく過程について考えてきました。ここからは、上記の点を踏まえたうえで、今の日本に蔓延している「他者の痛みに対する不寛容さ」について考えてみたいと思います。

昨今の様々な社会問題、例えば学校でのいじめ、パワハラなどをみていると、そこには他者の痛みに対する配慮の欠如という通底した問題があるのではないかと考えられます。まさに現在の日本は、自らの保身ばかりを考えて、他者の痛みにはあまりにも無頓着な社会になってしまったと言えましょう。

一体いつ頃から他者の痛みを顧みない不寛容な社会になってしまったのでしょうか。演出家の竹内敏晴によると、戦前は怒りを表すことばは「腹が立つ」だったと言っています。そして一九五〇年代に若者たちが「アタマニクル」を連呼し始め、やがて「ムカツク」が広まり出したと述べています。これをからだことばの視点からみると、怒りの場所が腹から頭、そして胃へと移り変わってきたことになります。ムカツクとは飲み込んだものをこなして消化できない状態です。そのようなときは吐いてしまえば楽なのでしょうが、やたらと吐き出してしまうと、吐瀉物が飛び散りまわりに迷惑をかけてしまいます。

現在の日本社会は、ある種の閉塞感から多くの人が「ムカツイテイル」状態なのかもしれません。この閉塞感の背景には、人と人、人と社会、そして国と国との関係が滞っているという事情がありそうです。そして、そのストレスに胃が耐えられなくなり、やたら怒りとして吐き散らしているのが、現在の日本の状況ではないでしょうか。

釈然としない気持ちを怒りというかたちで吐き出すことによって、一時的な爽快感は得られるかもしれません。しかし一方的な吐き出しは、まわりの人に痛みとして突き刺さることになるのです。ここに欠けているのは、やはり他者の痛みに対する配慮ということになるでしょう。自分の気持ちを吐き出す（伝える）うえで重要なことは、他者の痛みへの想像力です。この想像力が貧しくなっていることが、様々な社会問題を引き起こす一因であると言えるでしょう。

ここで先の脳卒中者の例を思い出しましょう。他者の痛みへの共感は難しく、本当の辛さはわかってあげられないかもしれません。しかし言葉をかけ合い、たとえ難しくとも相手を理解し、相手に理解してもらおうとする営為を結べるのは他者しかいません。そのような基本に立って関係を続けることが痛みの軽快には大切であります。私たちの日常生活においても、このような姿勢はぜひ堅持したいものです。

日本語の「いたむ」には人の死を嘆き悲しむという意味があるそうです。他者の痛みを取り入れて自らも悲しくなる、この過程において相手を悼む気持ちが生まれます。たとえ完全にわかり合うことは難しくても、相手の痛みを悼む存在であり続けようとするとき、そこに信頼の萌芽の可能性を見出すことができるでしょう。たとえ即効性は期待できなくとも、相手の痛みを悼む存在であり続けようとする覚悟、この姿勢が「他者の痛みに対する不寛容さ」への処し方についての基本となります。私たちはまずここから始めるべきなのかもしれません。

第八章

くらべる――自尊心維持としての比較行為

人は日常のあらゆる場面において他者との比較を行います。特に病気や障害という事態に陥ると、他者との比較が起こりやすいと言われています。

なぜ人は自分と他者とを比較するのでしょうか。そのひとつの答えとして、「私は何者か」という存在への問いかけに対する回答欲求があると考えることができます。この「私は何者か」という問いかけに対して、「私は私である」という答えは単なる独我論にすぎません。「私が何者か」を規定するものは、私以外の他者との比較によってあらわれる「差異」です。特に日本人の自我は自分自身の内部において決定されるのではなく、自分の「外部」において、つまり人と人、自分と相手の「間」において決定されると言われます。これは私たちが、お互いの関係性のなかで意味づけられることによって、自分という存在が明らかになるということを意味していると言えましょう。

このように考えるなら、「私は何者か」という自己認識のためには、自分自身に対して差異として対立する他者が必要になるということになります。よって私たちは、自己認識を行うために常に他者との比較を行うのです。

この章では脳卒中者の方が行う様々な比較行為を通して、比べることの意味について考えてみたいと思います。

○比較相手は誰なのか①――準拠集団――

ここでは、目下のところ最も重要な比較相手は誰なのか、という点について考えてみたいと思います。実はこの問いは、自分が所属しているいくつかの集団（所属したいと思っている集団）のうち、最も重要なところはどこなのか、という質問形式にすることもできます。私たちは家族や職場、そして趣味の仲間などいくつもの集団に属しており、その集団の規範に従いながら生活しています。そして集団や組織への帰属意識が強い日本人にとって、所属集団の規範に従うことは、自分の存在価値を確保するうえで重要なことなのです。このように個人の価値観、態度、行動などに強い影響を与える集団のことを準拠集団といいます。このような自分が依拠する集団内で比較するからこそ、自分という存在をリアルに認識できるのです。

では脳卒中者は、どのような集団を最も重要な準拠集団としているのでしょうか。ここでは退院を境として、入院中は患者集団（脳卒中者集団）、そして退院後は一般社会が準拠集団となった例についてみていきたいと思います。

やはり、なんて言うんですか、まわりの人の進み具合、気になりますよ。特に自分よりあとに入ってきた人。こないだ車いすだったのが歩行器になった。歩行器が杖になった。その、抜かれたというか、自分はまだそこまでいってないのにっていう、まあ、焦りみたいのがありますよ。気にしないようにと思っても気になる。どうしたって比べるんですね。（元会社員クボさん・六〇代男性）

自分で言うのもあれですけど、病院にいるときは優等生だったんですよ。人より車いすも早かったし、歩くのも早かった。けど社会に出るとリズムが違うんですね。ぜんぜんついていけないっていうか。これ、もっともっと良くなんないとダメですよね。だってもう、会社の連中と比べると、とにかくのろい、すべてが。前はそんなんじゃなかったのにね。あー違うなーって、実感します。（会社員ウチダさん・五〇代男性）

まずはクボさんの入院中の語りについてみてみましょう。ここでクボさんは同じ脳卒中者の方と自分の回復具合について比べています。このような例は臨床上よくあることであり、決して特別なことではありません。脳卒中を発症すると、職場や趣味の仲間といった集団とは一時的に距離をおかざるをえなくなります。そして入院患者という新たな集団に属することを余儀なくされるのです。

一定期間、同じ時空間を共有すると、そこにはある種の価値基準が醸成されることになります。特に場の空気に支配されやすい日本人にとっては、その集団内の価値基準は逆らいがたい圧力として働くことになるでしょう。そのため人々は、周囲の集団構成員と比べながら、そこでの価値基準を検知することに努め、自分の相対的な位置関係を把握しようとするのです。

ここでのクボさんをはじめ、多くの脳卒中者が同病者と比較を行う傾向にあるということは、彼らにとって入院中に特に重要な準拠集団は同病者であるということになりましょう。病院（病棟）という限られた時空間に閉じ込められた脳卒中者にとって、同病者集団は自分という存在をかけた相克の場ともなりうるのです。クボさんは後から入院してきた同病者に追い抜かれたことを気にしています。ということは、入院中の脳卒中者集団にとって、回復のスピードという要素はひとつの価値基準であると言えるのかもしれません。

このように考えるなら、同病者という枠内で比較することは、脳卒中者内における自己の相対的な位置関係の認識と、集団内の価値基準への依拠を行ううえで不可欠なことなのかもしれません。したがって、入院中の脳卒中者が同病者と比較するのは、目下のところ自分にとって重要な所属集団は同じ脳卒中者集団であるという認識のもと、そのなかで相対的な自分の位置を把握したいという自己認識欲求と、集団内価値基準への依拠のためであると言えるのではないでしょうか。

次にウチダさんの退院後の語りについてみてみましょう。一般社会とは、いわゆる健常者と呼ばれる人々が大多数を占めており、病人ばかりである入院中の環境とは大きく異なる世界です。よって必然的に多数派である健常者との比較を通して自己認識を図る機会が増えていくことになります。入院中においては、多くの脳卒中者にとって同じ脳卒中者集団が準拠集団であり、その集団内の価値基準こそが重要であることはすでに述べました。しかし退院後においては、周囲の環境変化に伴って依拠する準拠集団も変化することになります。

一般的に退院した脳卒中者の多くは、健常者に囲まれながら健常者仕様の社会インフラのなかでの生活を余儀なくされ、いやでも脳卒中者としての自分自身に気づかされます。そのなかで脳卒中者の依拠すべき価値基準は、健常者社会のそれにシフトする傾向が強くなります。これは同時に自分の所属したい集団が、健常者指向となっていることを意味すると言えましょう。

これは同調圧力が強いといわれる日本人的特性を考えればうなずけるものではないでしょうか。心理学者の河合隼雄によれば、日本人の心的構造は中心が空である中空構造（他者との関係において重心が自分ではないという構造）であるため、相手との関係性によって容易に自分の位置を変えてしまうと述べています。また社会学者の濱口恵俊によると、日本人は他者との関係のなかではじめて自分を意識し、他者との間柄を自分の一部と考える傾向があると述べています。これは主体としての自我をもち、他者から独立した個人としての西洋人というあり方とは明らかに異なるものと言えます。

このように間柄を重要視する日本人においては、自我は他者とのかかわりにおいて形成されることになるので、周囲の他者＝多数派が誰なのかによって自己意識は左右されることになります。このとき自分の周囲の多数派が健常者であるなら、自らの存在基盤の一部は健常者に負うことになり、それゆえに健常者内の価値基準への依拠を指向するようになると考えることができます。

ウチダさんは語りのなかで「病院にいるときは優等生だったんですよ」と述べています。この語りからは、病院での多数派＝同病者のなかでは優等生であっても、一般社会での多数派＝健常者内では「劣等生」であることが暗に示唆されていると言えるでしょう。つまり、これは入院中の準拠集団は同病者であったものが、退院後は一般社会に移行したこと（所属したい集団が健常者集団となっていること）を意味していると考えられます。このように自分のおかれた状況の変化によって、準拠集団も変化することになります。そしてその集団内の規範に照らし合わせて自分を評価し、そのような者として自分を認識していくと言えるでしょう。

以上、入院中と退院後では準拠集団が異なる例についてみてきました。私たちは自分という存在が、その集団内でどのような位置にあるのか、またその集団が要請する「かくあるべき」という規範から逸脱していないかということを常に気にしています。その不安を払拭するために、集団内の他者と比較をしながら自分という存在を認識していくのです。したがって社会生活を営む以上、他者と比較するという行為は、私たちに常につきまとうものであると言えるのかもしれません。

○比較相手は誰なのか②　―　上方比較と下方比較　―

ここまでは自分がおかれた環境により準拠集団が変化し、そのことによって比較する相手も変わってくることについてみてきました。しかしながら、準拠集団内には自分より優れた人、または劣った人、そして同じような程度の人などいろいろな人がいることでしょう。では私たちは、集団内のどのような人を比較対象として選ぶのでしょうか。人が集団内の優劣に関する相対的な位置関係に敏感なことを考えれば、これはとても興味深い問題と言えるでしょう。よってここからは、準拠集団内における比較対象に着目してみていきたいと思います。

いちばん端の人はさ、その人はもう歩けるんだよね、タッタ、タッタって。半身がダメでやっぱリハビリやってる。その人なんでっていうくらいいいのよ、歩くの。俺もそこまでなりてえなーって思う。あと食堂とかでアーアーってやってる人いるでしょ。そういうの見ると「あー、よかったな、俺」って思うよね、自分で。（大工マツオさん・六〇代男性）

このマツオさんの語りは入院中のものですので、準拠集団は脳卒中者ということになります。まずは前半の語りに注目しましょう。ここでマツオさんは、自分よりも回復が早い人を対象とした「上方比較」という比較形態をとっています。そもそも上方比較とは、比較する対象が自分より優位な状況にある他者であり、それが凌ぐべき目標となっているというかたちの比較方法です。これは能力や成績は高いほどよいという西洋文化の価値観に基づいたものであり、その結果として向上性の圧力（上昇志向）が生じ、自尊心の向上につながるとされています。

しかし集団主義的で相互依存的な東洋人は、西洋人と比べて自尊心を高く維持しようとする自己高揚動機が低く、逆に自分の至らぬ点を克服しようとする自己向上動機に誘発された上方比較を多く用いるとの報告もなされています。また心理学者の唐沢真弓は、あることが「できる」という直接的な自己肯定よりも、「人と同じくらいできる」、「できないことはない」という間接的な自己肯定のほうが日本人の自尊心に対する寄与が大きいと述べています。

してみれば、マツオさんの上方比較における対象相手のとらえ方は、「乗り越えていく相手」としてよりは、「同じレベルまで到達したい相手」という位置づけであると考えられます。そのことは「俺もそこまでなりてえなーって思う」という語りに端的にあらわれています。

日本は横並び志向が強く、相互依存的な社会であるという説はよく耳にするところだと思います。そのような社会においては、人は社会的に共有されている基準こそに興味があり、向上心の基本は集団から逸脱したくないという心情であることが多いと言えるでしょう。

つまり日本人脳卒中者の場合、自分より優位な他の脳卒中者は「凌ぐべき他者」ではなく、「集団内の価値基準としての他者」というとらえ方をする可能性が示唆されるのです。したがって上方比較という行為は、「人と同じくらいできる」という間接的な自己肯定を通した自尊心維持のためのひとつのかたちであると言えるのではないでしょうか。

次にマツオさんの後半の語りについてみていきましょう。ここでマツオさんは自分より身体機能が低い人を比較対象とした「下方比較」というかたちをとっています。自分より劣った他者と比べる下方比較は、自尊心維持のために重要な機能を果たしています。このような比較行為は臨床現場における患者行動として頻繁になされることが報告されており、初期の適応過程における最も重要な要素であると言えましょう。

脳卒中者は自分より劣った(自分より機能状態が悪い)周囲の脳卒中者と比べることにより、「自分のほうがまし」であることを確認し、崩壊の危機に瀕している自尊心をなんとか救い出そうとします。マツオさんの「あー、よかったな、俺」というとりあえずの安堵は、劣位者と比較することによって得られるわずかばかりの優越性と、そのことによる自尊心の救済に由来すると考えられます。

ここでのマツオさんは、具体的な他の脳卒中者を下方比較の対象としていますが、ときに人は自尊心維持のために架空の劣位者を創り出すことさえします。重度の障害を負った脳卒中者であっても、自分よりさらに劣位の脳卒中者をイメージして比較するという例は、決してめずらしいことではありません。かように自尊心とは抽象的他者を仮想してでも死守したいものであり、自分という存在を基礎づける中核と言えるでしょう。よって危機的状況にある自尊心の維持もしくは高揚させるため、脳卒中者は自分より劣った具体的な他者を探し出し、さらには抽象的他者をイメージして比較するのではないでしょうか。

脳卒中者になるということは、今まであたり前だったことがあたり前でなくなるということであり、まさに「自明性の崩壊」とでもいうべき経験です。そして今まで築き上げてきた自尊心は危機に瀕し、脳卒中者は激しく動揺します。そのなかでマツオさんは、上方比較や下方比較を行いながら自尊心の維持、向上を図っていました。したがって比較行為とは、自尊心を危機的状況から救い出すための心理的なひとつの戦略であると考えられるのではないでしょうか。

○比べずにはいられない人への処方箋

ここまで脳卒中者の方の経験から、他者と比較することの意味についてみてきました。ここでは今一度、他者と比較することの意味について整理しながら、他者と比べずにはいられない人への処方箋について考えてみたいと思います。

そもそも人間の根源的な精神的欲求とはなんでしょうか。この問いを考えるにあたって、ひとつの仮定をしてみましょう。もしこの世の中で自分という存在には何も価値がないとしたら、どのように感じるのでしょうか。おそらく、私たちはその空虚感に耐えることができないでしょう。

そしてなんとかしてその空虚感を埋めようとして、自分という存在の価値証明に躍起になるはずです。

私たちは人間関係のネットワークの中で暮らしている以上、「何者か」として存在しています。他者から自分が何者であるかを認識されて、私たちは人としてこの社会に存在できるわけです。してみれば、自分はこの世の中で何者なのか、そしてそのような存在としてどのような価値があるのかについて証明する必要があります。このとき、存在価値がめでたく証明されると、自分のことを尊厳ある存在として意識する気持ちが芽生え、自尊心が形成されることになります。よって人間の精神的欲求のひとつとして、自分自身の存在価値の証明による自尊心の形成があると言えましょう。

それでは存在価値のある人とはどのような人なのでしょうか。この社会には、その時代ごとに文化的価値体系が厳然として存在しています。その価値体系に準じて、社会が期待するものをより多く持った人が「価値ある人」となります。つまり存在価値のある人とは、社会的要請により多く応えられる人ということになるでしょう。

では具体的にどのように証明したらよいでしょうか。そのためには他者に対して遅れをとっていないこと、さらに言えば相対的な優位性を示すことが必要とされます。この優位性は劣った他者との比較のうえに成立します。だからこそ私たちは、自分の価値を証明しようとして、あらゆる場面において他者と比較をするのです。他者との比較で苦悩するのは、往々にして相対的な優位性を示すことができず、存在価値の証明に失敗しているからだと言えましょう。以上のようにみると、他者と比較するという行為の本質は、自分の存在価値の証明を通した自尊心の維持、向上にあると言えるのではないでしょうか。

では以上のことを踏まえたうえで、現代社会における「比べずにはいられない人」に対する処方箋について考えてみましょう。書店の自己啓発本コーナーには、実に様々なジャンルの本が置いてあります。そのなかでも「比べることによる弊害」について説いた本をよく見かけます。それらの本の多くは、「比べるから苦悩が生まれる」、だったら「比べなければいい」という形式で書かれています。確かに比べるという行為をしなければ、自分が劣位におかれる心配はないわけですから、自尊心は傷つかずにすむでしょう。

しかしながら、わかっちゃいるけどやめられないのが比較行為です。自尊心が危機に瀕した際、目の前に劣位者がいれば受動的に比較してしまいます。またある集団内で一定の地位を確保しようと思えば、集団内の価値基準に照らして遅れをとっていないかどうかを確認するために、どうしても周囲の他者と比較をしてしまうのです。他者との関係性によって自分という存在が規定されがちな日本人にとっては、「比較しない」という態度を貫き通すのは容易なことではないでしょう。

世にある啓発本の説く「比べないことによる苦悩の消失」は、それが行える限りにおいては理想なのかもしれません。しかし、そのような理想を設定することと、人がその理想に向かって進んでいこうとすることの間には隔たりがあることも事実です。「比べるべからず」という理想の正しさを強行しすぎると、「比べることをやめられない自分」がかえってストレスになり、その人の存在自体が危ぶまれることにもなりかねません。このあたりのさじ加減がとても難しいところなのだと思います。

比べることを放棄できる人が、それで心の安寧を得られるのであれば、そうすればよいでしょう。しかしどうしても放棄できない場合は、「比べることをやめる」という呪縛から一度距離をおいてみることも必要かもしれません。

ある脳卒中者の方は、それまで自分の存在価値を会社での業績においていました。しかし発症後は業績が伸びず、同僚と比べては落ち込む毎日でした。私は励ますつもりで、人と比べなくてもよいのではないかということ、そしてあなたはあなたができることを真摯に行うことが大切なのではないか、という言葉をかけたのですが、事態はあまり好転しませんでした。そのような方に変化の兆しが見えたのは、地域の自治会役員を引き受け、防犯活動に尽力し始めたころでした。この方はこの活動のまとめ役を果たし、まわりから大変感謝されたそうです。

もちろん、このことによって比較行為から完全に自由になれたわけではありません。しかし、以前よりは落ち込む度合いは減り、本人も少し楽に構えていられるようになったと言っていました。同じような例は臨床上しばしば経験するところです。

ここで大切なことは、この方が少し楽になれた理由は、「比べることをやめる」ということを実行したからではなく、他に自分が何者かでいられるような居場所を見つけたからであると考えられる点にあります。「居場所を見つけた」ということは、その集団内における他の構成メンバーから承認されたということです。私たちは他者から何者かとして承認されることによって、この社会に存在しています。そのことを考えれば、たとえどんな些細なことであっても、他者から承認されるという事実は、比べることをやめられない人にとっては、ひとつの処方箋となる可能性があるのではないでしょうか。

第九章　はかなむ——生の有限性への自覚

「はかない」とは漢字で「儚い」と書きますが、これは人偏に夢とで構成された文字です。つまりはかなさとは、人がみる夢のように不確かで現実性に乏しいさま、束の間で頼りないさまを意味します。また別の表記で「果無い」というものもあります。これは「果（はか）」が仕事をやり終えた量をあらわし、「果（はか）が無い」で無益である、という意味になるようです。逆に物事がうまく運ぶことを「はかどる」、「はかばかしい」と表現しますが、これらも仕事量の単位としての「果（はか）」に由来するようです。

脳卒中者の語りを傾聴していると、この「はかない」という表現がしばしば登場します。大病を経験したからこそ実感される人生のあっけなさや頼りなさは、ときに人を深い思索の世界に誘い、今後の身の処し方に大きな影響を与えます。ここでは脳卒中者の方が、どのように「はかなさ」に対処しながら再生を図ろうとしているのかについてみていきたいと思います。

○はかなさが生のリアリティをあぶり出す

「はかない」という言葉は基本的にネガティブな意味として使われます。現実の生活というものは、得てして不確かで思い通りにはいかないものです。私たちが築き上げたすべてのものは、ほんの些細なことで崩れ去ってしまうことも少なくありません。そのようなとき、私たちはしばしば世をはかなみ、もの思いにふけるわけです。しかし、よく考えてみると、はかなむという行為は、ただ単にこの世の無情に打ちひしがれるだけではなく、普段はあまり対象化されないものに光をあてるという側面もあるように思われます。

そのひとつの例が、大病によってはじめて健康のありがたさを自覚する場合です。普段はあまり健康のことなど気に留めていなくても、病気によって健康が喪失の危機にさらされたとき、人は生のリアリティをはじめて痛感させられるのです。

哲学者の古東哲明は「もともと存在とは、それ自体として現前もしなければ、対象化もできない。だが、死や不安や倦怠や危険の分析は、そこで〈不在化していくソレ〉を、つまり生や存在や生ける自然を、「不在ゆえに現前させ」てくれる。」と述べています。つまり、死や不安などを意識することによって、かえって生のリアリティが逆説的にあぶり出され、対象化されてくると言えるでしょう。

さらに思想家の内田樹は、割れないグラスより割れるグラスを大切に扱うのはなぜかという設問を掲げて、はかなさが喪失の予感に担保されていることについて論じています。すなわち、割れるグラスを大切に扱うのは、割れてしまった瞬間に私が感じるであろう喪失感と失望を、私が想像的に「先取り」しているからだと言うのです。そして「うつろいやすいもの」の美や儚さは、それらに内在するのではなく、「それらが失われた瞬間に立ち会っている未来の自分」が経験する喪失の予感が担保すると述べています。ここでいう「喪失の予感」とは、古東のいう「死や不安や倦怠や危険の分析」と同様のことと思われます。

したがってはかなさの自覚とは、この世の無常に気づくことによって ― 大切な何かがいつかは失われてしまうという事実にありありと気づくことによって ― 普段はあまり対象化されることのない生のありがたさをあぶり出すことと言えましょう。はかなさをしかるべく自覚すること、これは私たちがより深く生を味わうという意味において大切なことなのです。

◯はかなさの乗り越え方 ― その三つの類型 ―

哲学・倫理学者の竹内整一によると、「はかなさ」にはネガティブな意味と同時に、そこにおいてこそ可能なポジティブな側面もあるのではないかと述べています。そしてこのはかない現実を乗り越えるには三つの類型があることを示しています。第一は「夢の外へ」という乗り越え方です。この世は夢のようにあっけなく不確かなものであるので、この世の外部に超越世界（浄土や来世）を想定し、そこへと、あるいはそこから生きる意味や目的を得ようとするものです。第二の乗り越え方は「夢の内へ」というものです。どうせこの世が夢ならば、夢のようなこの世の内へとのめり込んでいこうとするあり方です。そして第三が「夢と現（うつつ）のあわいへ」という乗り越え方になります。この世は夢か現実か、そのあるようでなく、ないようであるという人間存在のあり方を積極的に引き受けていこうとするものです。

以下では竹内の分類に従いながら、脳卒中者は「はかなさ」を自覚することによって、どのようにに再生を図ろうとするのかについてみていきます。そして「はかなさ」にポジティブな意味があるとすれば、それはどのようなものなのかについて考えてみたいと思います。

○この世の外へ

もうこの年だし、先はそう長くないでしょ。だから静かにね、とにかく静かに暮らせればいいかなーって。私、今まで動きすぎたんですね。声がかかればすぐ飛んでってたんですよ。でも、こんな病気になったでしょ。なんか、そうね、はかないっていうか、すべてはかなく思えちゃっ

て。もうそんなにねえ、これから期待したってあれですから、家、きれいに整理して、静かに暮らせればそれでいい。わずらわしいことはね、もういいですよ。俗世間から離れて静かに。それだけ。それで、そうね、たまに仲いい友達と会っておしゃべりしたりできれば。そんなとこです。

（主婦ミヤケさん・六〇代女性）

ここでの主婦ミヤケさんの語りは、竹内の第一分類「夢の外へ」に該当するものだと思われます。ここで強調されているのは、これからはとにかく静かに暮らしたいということです。そのためには家を整理して、できれば俗世間から離れた閑居で暮らしたいと願っていると言えましょう。今まで活動的だったミヤケさんは、大病をきっかけにこの世のすべてのはかなさを自覚しました。いつかは終わるこの世の中で、これから先にいかほどのものが期待できようか。ならばこれからはあくせく飛び回るのはやめて、この世（此岸）から離れた閑居（彼岸）で静かに暮らしたいという志向になったのでしょう。つまりこの世は無常でわずらわしい迷妄なところなので、この世の外部に超越世界（閑居での隠遁生活）を想定し、そこにこれからの生きる意味を見出していると言えましょう。

しかし一方では「たまに仲いい友達と会っておしゃべりしたりできれば」と語っており、この世の内にあり続けようとする未練もみられます。では、なぜこのような相反した姿勢をとろうとするのでしょうか。

人間、生きていればわずらわしいことはたくさんあります。そのようなとき、一切を捨ててどこか遠くへ行きたいと思うことがあるでしょう。しかしすべてを投げ出して世捨て人になるには相当の覚悟が必要です。私たちは関係性のネットワークの中で暮らしているため、様々なしがらみに絡め取られています。よって自分だけ自由になりたいと思っても「世間」が許さないということもあるのです。また多くの場合、人はわずらわしさと同時にこの世の悦楽も知ってしまった存在です。だからこそ私たちはわずらわしいと思っても、趣味や娯楽で気を紛らわせながら現実にとどまるのです。

してみれば、ミヤケさんがこの世の外部に超越世界を志向しながらも、捨てるに捨てられないこの世の人間関係のうちにとどまりたいという姿勢は、よくある行動様式と言えるのではないでしょうか。

したがってミヤケさんの「この世のはかなさ」に対する態度は、俗世間から離れて静かに暮らしたいという「この世の外へ」行こうとする志向と、他方では、たまには友達と会いたいという「この世のここに」とどまろうとする志向が微妙に同居したものであると言えるのではないでしょうか。

○この世の内へ

私、この病気してから車買ったんですね、スポーツタイプのやつ。今までそんな車になんか興味なかったんだけど、でもなぜかね、そういうカッコいいやつ買っちゃいました。うーん、なんでなんだろう…。まあ、今回のことで考えましたよね。どうせいつかは死んじゃうんだよなって。そしたらむなしいっていうか、はかないっていうか、そんな気持ちになっちゃいましてね。今までまじめ一辺倒でやってきて、ここきてこんな病気になってねえ。もう、どうせね、いつかはあれになるんだったら、人生楽しまなきゃ損かなって。まあ、そんなあれで買ったんですかね。（自営業者オオモリさん・五〇代男性）

ここでの自営業者オオモリさんの語りは、竹内の第二分類「夢の内へ」に該当するものだと思われます。オオモリさんは幸いにも車の運転ができるまでに回復されました。脳卒中を発症される前までは、仕事一筋の良き家庭人だったようです。そのような方が今まで興味のなかったスポーツタイプの車を購入されたわけですが、その背景にはどのような心情があったのでしょうか。

まず注目されるのが、オオモリさん自身がこのようなスポーツタイプの車を買ったことについて「なんでなんだろう…」と自問しているということです。普通に考えれば、車好きの方がスポーツタイプの車を買ったとしても、その理由について自問するようなことはあまりないでしょう。そのような場合、まずスポーツタイプの車が欲しいという欲求があり、購入するという行動にで、結果、車を所有することによって最初の欲求は充足されるわけです。つまり欲求、行動、結果が線上につながり、最終的な結果が行動の理由（根源的欲求）を充足させるわけですから、オオモリさんのように自分の行動に対する自問が生じる余地はありません。してみれば、オオモリさんはこの車自体が欲しかったわけではないのではないか、という疑問も生じてきます。

実際、オオモリさんはこの車をレジャー専用のセカンドカーとして購入しています。また購入に際して、あまり車に詳しくないオオモリさんは、「とにかくカッコいい車」という条件だけ出して知人に選んでもらったそうです。オオモリさんは語りの後半で、なぜこの車を買ったのかという自問に対して自答しています。すなわち、どうせ人間はいつか死んでしまうものなので、いっそ人生は楽しまなければ損である、ならばせめてスポーツタイプの車でも買ってこれからの人生を楽しもう、という様式に落とし込んで答えています。つまりここで力点がおかれているのは、どうせ死ぬならとことん人生を楽しんで味わいつくそうという、どこまでも「この世の内へ」の

め り込んでいこうとする志向です。

先ほどのミヤケさんの場合、「はかなさの自覚」から導き出されていたのは、どんなにこの世に思いをかけても、この世は迷妄でありいつかは終わりがくる。ならばこの世の外部に「あるべき世界」を求め、世間との交流を最小限に抑えようという志向でした。それに対して自営業者オオモリさんの場合は、どうせ死ぬならいっそ（一層）とことんこの世を楽しまなければ損であると考え、ならばこの世の内にのめり込んでいこうとする志向と言えましょう。よってオオモリさんにとっては、スポーツタイプの車自体への欲求よりも、人生を味わい尽くすことへの希求の方がより根本的であり、車は人生の味わいを担保するひとつのアイテムに過ぎないということなのではないでしょうか。

竹内によると「どうせ死ぬならいっそとことん人生を楽しんで味わいつくそう」という志向にみられる、「どうせ」という認識から「いっそ」へという行動様式は、現在に至るまで私たちに広く認められる傾向にあると述べています。よってオオモリさんの行動は決してめずらしいものではないと言えるでしょう。

人は崇高な意味や目的を掲げて生きるという様式のみでは、堅苦し過ぎて窒息してしまいます。ある目標のために現在という時間を捧げる生き方は、現在を未来の手段とする考え方です。これは未来志向、目標達成志向が優先する西洋人的な時間と言えるでしょう。しかし潤いのある人生のためには、何かのためというよりも、むしろその時々をしかるべく体感する、味わうというその過程こそを重視する「プロセス志向」も必要なのではないでしょうか。これは現在を大切にすることで未来が拓かれていくという日本人的な時間と言えるかもしれません。仕事一筋、まじめに堅実に生きてきたオオモリさんは、大病の経験をきっかけにこの世の常ならざることに改めて気づかされました。この「はかなさの自覚」がこれまでの人生の振り返りを促し、ならばいっそこれからの人生を味わい尽くそう ― 今この時を大切にしよう ― という志向が生まれたのではないでしょうか。

〇この世の内と外のあわいへ

つくづく人間の命なんて、はかないもんだなーと思いましたね。だってあのとき死んじゃったかもしれないんですからね。いつどうなるかわかんないですよ。今まで元気だったのが突然ですからね。一瞬先は闇なんて言いますけど、もう、ほんと、死と隣り合わせってことですよね。でもこうやって奇跡的に生きてる。これはもうね、それだけでもうけもんですよ。まあ私の場合、とりあえず家族にも恵まれてね、なんとか暮らしていけるところまできましたんで。だからこれ、

感謝してね、もうやっていくしかないかなーって。そんな感じですかね。（会社経営者ヤスダさん・六〇代男性）

ここでの会社経営者ヤスダさんの語りは、竹内の第三分類「夢と現のあわいへ」に該当するものだと思われます。ここでヤスダさんは、脳卒中に罹患した際に死の淵に立たされたことについて触れています。おそらくヤスダさんは、このときに人間の命の有限性をありありと自覚したのでしょう。だからこそこの世の無常を改めて思い知らされ、命に対するはかなさが生じてきたのではないでしょうか。そして「一瞬先は闇、死と隣り合わせ」という実感は、生の向こう側に死があるのではなく、生のうちにすでに死は忍び込んでいるということの鮮烈な自覚に他なりません。そしてそのようなあいまいなこの世にあって、今この瞬間に生きている奇跡に目覚めています。このような実感は日本人にとっては馴染みやすいものと言えるかもしれません。

宗教学者の山折哲雄は、日本のこの世とあの世は水平方向に位置し、垂直方向に天国と地獄があるキリスト教世界よりも距離が近い、と述べています。つまり死は生の内に、生は死の内にあいまいに入り込んでいるというあり方が、日本人の死生観の根本にあるということになるでしょう。したがってヤスダさんが、人間とは生（有）と死（無）のあわいを奇跡的に生きているものであるということを自覚されたのは、この「あるようでなく、ないようである」という日本人的な死生観に由来すると言えるのかもしれません。

またヤスダさんは一命を取り留めたことを「もうけもん」であった、すなわち幸運であったととらえており、現在なんとか暮らしていけることに感謝をしています。ここでの感謝は、無常の世にあっても、今この瞬間を生きていることの「ありがたさ（有り難さ）」に対する正直な気持ちなのでありましょう。そして最終的にヤスダさんは、現在あることのありがたさ（有り難さ）を旨に、人の営為を営為として「やっていくしかない」という境地に立っています。これは与えられた条件を条件として受け入れ、そこで精一杯の力を尽くしていこうという一所懸命（一つの所で命懸けで力を尽くす）の境地であるとも思われます。よってここでのヤスダさんの「はかなさ」に対する態度は、この世の無常と今あることのあわい（無と有のあわい）をそれとして引き受けようとする「夢と現のあわいへ」という立場であると言えるのではないでしょうか。

◯はかなさの効用

ここまで三者三様の「はかなさ」の乗り越え方についてみてきました。これらはどれが良くてどれが悪いという問題ではなく、それぞれの生き方に根ざした対処のしかたなので、尊重されるべきものでありましょう。ここでは会社経営者ヤスダさんの「はかなさの乗り越え方」を参考にして、脳卒中後の生のあり方について考えてみたいと思います。

さて、その重症度にもよりますが、脳卒中者はその努力にもかかわらず、完全に元の状態まで回復できない場合が少なくありません。そのようなとき、彼らが限りない回復を目指したとしたらどうでしょう。望み通り回復すればよいのですが、長期にわたる懸命の努力にもかかわらず、思う状態まで到達できないとき、このような姿勢は終極、虚無に陥るしかないのではないでしょうか。

それよりも「はかない」この世を自覚したうえで、今あることのありがたさ（有り難さ）に思いを馳せ、こうしてあることを可能にしてくれている周囲の人々との関係に意味を見出すことのほうが肝要であるような気がします。そしてできる営為を営為として行っていくという姿勢のほうが、今後の生を持続可能なものにしていくと思うのです。

未来へ未来へと限りない成果を求める思想ではなく、人生は無常、この世もやがては終わりがくるという「はかなさ」を前提として、それでも今生きていることをありがたく思いながら、その生を成り立たせているひとつひとつの行為や関係性を大切にしていくという思想へシフトしていかなければ、早晩、行き詰まりがくると考えられます。

「はかなさ」とはあっけなく束の間であり、不確かなさまを意味することから、一般的にはネガティブにとらえられがちです。しかし、この世のあっけなく不確かなさまを自覚するからこそ、私たちは生の有限性に気づき、今あるこの瞬間をいとおしく思えるのです。おそらく私たちの何気ない幸せとは、はかなさの自覚、すなわちすべてのものは崩れやすく有限であることの自覚に基礎づけられているのでしょう。もしかすると「はかなさの自覚」には、この世の普遍的事実（すべてのものはうつろい滅び去るということ）への気づきを促すことによって、迷妄となった人間を一度リセットさせるというポジティブな作用があるのかもしれません。しかるべく「はかなむ」こと、これは私たちが節度をもって生きるうえで欠くべからざることなのではないでしょうか。

第十章　あきらめる――あきらめ半分という思想

歴史的にみると「あきらめる」には「心に曇りのない状態」や「事情を明らかにする」という意味があったようですが、現代においては一般的に「断念する」という意味で用いられます。「断念」というとどこかネガティブな感じが漂いますが、「適切に断念すること＝あきらめること」はとても大切なことでもあります。もし、どこまでも物事を「あきらめない」姿勢を貫くなら、おそらく私たちはこの不条理な世界を生きていくことはできないでしょう。

人生とはまさに挫折の繰り返しです。そのなかで私たちは、ひとつひとつ憧れや希望をあきらめてリアリスト（大人）になっていくわけです。だから私たちは、適切に「断念すること＝諦めること」ができない人に対して、「いつまでも子どもみたいなことを言って」と諭し、早く大人になること（諦めること）を促すのです。してみれば、適切な「あきらめ」とは成熟のひとつの条件と言えるのかもしれません。

ここでは脳卒中者の抱く「あきらめ」を参考にして、日本人的な洞察である「あきらめ」について考えてみたいと思います。

○「あきらめ」とは単なる断念ではない

一般的に脳卒中は急性発症する病気として知られています。発症後、一定期間の医学的リハビリテーションが実施され退院することになりますが、その努力にもかかわらず麻痺症状が残存することも少なくありません。そのとき多くの脳卒中者は、自分の将来的な回復の可能性について思い悩むことになります。すなわち「まだ回復の余地があるのか?」それとも「これ以上の回復は無理なのか?」といった予後予測に苛まれることになるのです。

その際、「まだまだ回復する」と楽観的な未来予測を行う人がいる一方、「これ以上の回復は無理だ」とあきらめてしまう人もいます。しかし、注意しなければならないのは、この「あきらめ」が単純に一〇〇%の断念を意味するものではない可能性があることです。なぜなら臨床現場においては、口では「あきらめた」と言いながら、未練にとらわれた態度を示す患者もいるからです。

ではあきらめとは心理学的にはどのような概念なのでしょうか。結論を先取りすれば、それは曖昧模糊としており、明確な概念化はなされていないのが現状のようです。「死の受容プロセス」を提唱したキューブラー＝ロス によれば、運命へのあきらめという段階にある末期患者は、怒りの感情が滞り、恨みと悩みがあふれていて、放棄の言葉を示すことが多い状況であるとしています。そしてそれは挫折や徒労、敗北の感情であると否定的に述べています。

一方、「死への準備教育」の必要性を提唱しているアルフォンス・デーケンは、あきらめを対象喪失時における悲嘆のプロセスのなかに位置づけており、現状を積極的に受け入れようとする行為であるとしています。そしてあきらめの後に新しい希望が生まれると述べています。このように識者によってとらえ方が違うことから考えると、あきらめにはいろいろな側面がありそうです。

さて、生涯発達心理学を専門とする鈴木忠らは、慢性疾患をもつ人の語りには、さまざまな事象に対する「諦め」がみられると述べています。そして一見「後ろ向き」なものとしてとらえられがちなこの態度には、「病気」という非常につらく苦しい出来事のもつマイナスの側面を「諦める」ことによって矮小化している可能性がうかがえるとしています。そして一生続くであろう対象喪失と上手につき合うためのひとつの方略として、その有効性を検討する意義があると述べています。

したがって、あきらめとは単なる「断念」という概念を超えた深みのあるものと言えそうです。私たち日本人が持つ「あきらめ」の意味を明らかにすることは、臨床上有益なだけでなく、人生をより豊かに理解するためにも大切なことではないでしょうか。

◯日本人的あきらめとしての「あきらめ半分」

脳卒中者の病苦の根底には、「麻痺によって思うように動かなくなった身体」という現実的な問題があると思われます。これは思うように動いていた身体を失うという意味において、対象喪失の経験であると言えるでしょう。この病苦に対して、なんとか回復したい（対象を取り戻したい）と期待を抱くことは、きわめて自然なことだと考えられます。

しかし多くの場合、完全に元の状態まで回復することは困難と言わざるをえません。この事実に薄々気づきながらも、脳卒中者が一層の回復に固執したらどうでしょう。回復への執着が強烈であればあるほど、病苦の根底にある「麻痺による対象喪失」は強調されてしまいます。そして彼らはますます病苦から逃れることが困難になるように思われます。

本来、このようなときは、失った対象への思いをきれいさっぱり「あきらめて＝断念して」、回復への執着がもたらす病苦の連鎖を断ち切ればよいのでしょう。そして新しい価値を打ち立てて、それに邁進できれば人生の再スタートを切れるかもしれません。しかしながら日本人の場合、思いをかけてきたものとの絶対分離は困難なことが多いのです。

では、日本的な対象喪失への対処とはどのようなものでしょうか。以下では日本的あきらめである「あきらめ半分」という視点を設定して考えてみたいと思います。

そうですね、いずれは良くなってさ、治るっていう期待はしてるんだけど。障害者っていっても自分はいずれ治るって感じがある。今は一時的なもので絶対治る。でも時間はかかるでしょうね。今、芸能人の人も脳梗塞って出てて、期間かかるみたいですね。そしてあの長嶋さん、長嶋さんだって最高のきっと治療を受けててもあの程度かっていう、あきらめっていうのか、そういうのがあるんです。なんか自分で言ってて矛盾があるけど。（元会社員ユズハラさん・七〇代男性）

いやー、最近はあんまり変わらないですね。もうダメかなって思ったり、でももう少しあれしたいって思ったり…。もう自分のほうがあきらめがきちゃって、ぜんぜん動きがなかったのがこのくらいになったんだもの、それでいいとするかと思ったり、でもなんかやるたびにもっと良くなりたいなーという気持ちがね、交互になっちゃって、ええ。期待半分、あきらめ半分みたいな気持ちです。（主婦ヘンミさん・六〇代女性）

ここで元会社員ユズハラさんは、時間はかかっても絶対に治ると思っている反面、有名人を引き合いにしながら完治は難しいだろうとも思っています。そしてユズハラさん自身、この矛盾に気づいています。また主婦ヘンミさんは、最近はあまり変化のない身体状況に対して、まさに「期待半分、あきらめ半分」という気持ちであること語っています。

精神科医の小此木啓吾によると、一般的に対象喪失が起こっている最中には、その対象を手放そうとしない心の部分（Giving up part）と、喪失の取り戻しが不可能であるとして、あきらめて現実を受け入れてしまった心の部分（Given up part）とがあり、両者は共存していると述べています。また精神科医の北山修によれば、「あきらめた」という人は「あきらめていない」し、「あきらめないぞ」という人も半分「あきらめている」という「あきらめ半分」という体験が、その後の心理的適応に重要であることを述べています。

これらの指摘通り、ユズハラさん、ヘンミさんともに「あきらめた」と「あきらめていない」という心情が共存したアンビバレンスな状態にあると言えるでしょう。ではこの「あきらめ半分」という心理的適応にはどのような意味があるのでしょうか。西洋文化におけるあきらめの概念と対比させながら考えてみましょう。

北山は、永遠性を理想として追求する西洋文化におけるあきらめの概念は「敗北」としてとらえられており、病苦などは主体性を発揮して乗り越えるべきものとして考えられている可能性があると述べています。してみれば、よく耳にする「Never give up（最後まであきめるな）」という言葉の精神性は、個人という存在が主体性をもって困難を乗り越えることにあると言えそうです。この「Never give up」の精神を病苦にあてはめるなら、失ったものにいつまでも固執するのではなく、直面する現実問題に対処戦略（コーピング）を講じながら、主体性をもって新しい価値を創造して人生を切り拓け、ということになるだろうと思います。したがって、困難を乗り越え新たな価値を創造するために対象喪失への固執を断ち切る「西洋的あきらめ」と、日本的な「あきらめ半分」とは、決して同質なものとは言えないでしょう。

では「あきらめ半分」というどっちつかずの状態のまま折り合いをつけようとする「日本的あきらめ」とはどのようなものなのでしょうか。心理学者の河合隼雄によれば、日本社会は心理的には母性優位の国であり、あきらめは母性原理に基づく生き方のひとつであると述べています。母性原理の社会とは、全体としての調和や平衡状態の維持を重要視し、主体と客体、善と悪を分離せず、すべてを包み込む平等性をもった社会のことです。したがって、このような社会に住む日本人は、愛しいものとの別離においても絶対分離の感覚が乏しく、徹底的な対象喪失との対決を避けることによって別離の苦しみを和らげ、心の痛みをぼかし続けてきたと言えるのではないでしょうか。この説に従うなら、一方では後遺症の回復を期待して、それまでの人生に未練を残しつつも、他方では後遺症を負った自分を認めながら生活を送るというあり方は、肯定、否定の両極を含み込んだ営みのなかで、対象喪失という厳然たる事実と折り合うためのひとつの方略ではないかと思われます。

唯一絶対の自我がない日本人にとって、危機的な状況で折り合いをつけるためには、対立するものを排除せずバランスをとって共存する必要があります。漠然とした回復への期待は、あきらめ（断念）の反作用として全体的な均衡をとるために不可欠なものなのです。このように全体としての平衡状態をとりながら、私たちは過酷な事実への緩和作用とそれと折り合うための時間的猶予を稼ぎ出していると言えるのではないでしょうか。主体が困難を積極的に乗り越えようとするあり方は、西洋文化に根ざしたものであるため、どうも日本人には馴染みません。むしろ「あきらめ半分」というあいまいさのなかでたゆたいながら、時間をかけて折り合いをつけるほうが、はるかに日本人には馴染むのではないでしょうか。あきらめと期待の絶妙なバランス、これこそが日本人の心理的適応の基本的な形態であり、「あきらめ半分」の重要な意味はこの点にあると言えるでしょう。

○「あきらめ」とナルシシズム

ここまで「あきらめ半分」という対象喪失に対する適応形態についてみてきました。ここからはもうひとつの日本的なあきらめの側面について、すなわち第九章でも考察した「はかなさの自覚」が、あきらめ感を伴って生じるということについて、脳卒中者自身がそれを対象化することにより、心の傷口を癒そうとする機制についてみていきたいと思います。

まわり見るでしょ。そうするとみなさん元気なわけですよ。それなのに自分はなんでって。ここまでがんばってきたのに、あー、なんでって。もう自分がかわいそうになりますよね・・・。人生は長いようで短い。ほんと、はかない。もう、これ、(発病から)ある程度時間経ってますからね、これ以上望んでもあれかなって、あきらめ、あきらめみたいのが半分くらいね、あります。もう、どうなってくのか・・・ねえ(涙)。(元医療従事者ニイジマさん・七〇代男性)

もし治るんだったら、私は手をとります。手を治してもらいたい。あの、私がですね、いまだにそういったリハビリとか脳の本を読んだりしてるのはね、何か少しでも可能性があればばって思ってるからですよ。だから心のどっかにはあきらめきれない部分があるんでしょうね。だから、

もし治ったら、もう一度楽器をつくりたい。でも無理かなー…。最近なんか世の中ってはかないなーって思いますよね。だってほんの一瞬でね、風船の空気が抜けるみたいにクタクタってなりましたからね。この手はね、今はこんなですけど、よくやってくれたんです。だからいとおしい。たとえ動かなくてもついてるだけで…（涙）。（元楽器職人コウノイケさん・六〇代男性）

ここで元医療従事者のニイジマさんは、人生は束の間で短くはかないものであるとの自覚に至っています。そして「あきらめ半分」の状態で、これからの行く末について不安を抱いている様子が語られています。同様に元楽器職人のコウノイケさんも、世の中のはかなさを自覚しながら、あきらめきれない部分とあきらめなければならない予感との間で揺れ動いていることがわかります。さらに両名に共通しているのが自分自身に対する哀れみです。ニイジマさんはまじめにがんばってきたのに重病になってしまった自分に対して、かわいそうとの思いを抱いています。またコウノイケさんもよく働いてくれた自分の手をいとおしんでいる様子が語られています。

よってここでの語りの構造をまとめると次のようになるでしょう。両名の方は脳卒中になることによって、今まであたりまえだったことがあたりまえでなくなるという経験を通して、この世の常ならざることに改めて気づかされました（はかなさの自覚）。そしてそこには、あきらめきれないけれど、いつかはあきらめなくてはならないという予感が同居するような情感が伴うことになります（あきらめ半分）。そしてそのような状態の自分を対象化していとおしんでいます（対象化によるナルシシズム）。ここで示したような構造（はかなさの自覚→あきらめ半分→対象化によるナルシシズム）には、やはり日本的な特徴が見て取れると思います。では、あきらめに伴って生じる日本的な「自分自身を対象化するナルシシズム」にはどのような意味があるのでしょうか。

一般的に西洋思想における病気に対する考え方は基本的に否定の精神から出発しているため、病気や後遺症は乗り越えるべき対象となります。よって病気や後遺症に負けずに新たな価値を創造し、その価値を実現するための対処戦略（コーピング）の遂行が尊ばれることになるのです。

一方、日本人は他者との協調を重んじ、著しい突出を避ける傾向が強い相互協調的な社会に暮らしています。このような社会は「持ちつ持たれつ」という関係性のなかで明暗を峻別せず、それらをまるごと包み込んでしまうような文化と言えましょう。つまり日本の思想においては、明暗をはっきりと区別しないように、生と死にも明確な境界をつけず、生は死のなかに曖昧に入り込んでいるし、死も生のなかに入り込んでいるのです。

日本には古くより一病息災という言葉があります。これは一つぐらい病気があるほうが健康に気を配るので、かえって長生きするという意味で使われます。これをもう少し広く解釈するなら、病気や後遺症を抱えながらも、日々なんとか暮らしていければ、それはそれなりに幸せであるという日本的な受け止め方ととらえることができるのではないでしょうか。よって日本人は病気や障害との共存が可能であり、どっちつかずの状態で日々の暮らしに適応してきたと言えるでしょう。人間存在の根底にある「生・老・病・死」という四苦は、人間が生存していくうえでの厳然たる事実です。日本人はその四苦に対して、いわゆる諸行無常の精神、すなわちすべてがうつろい滅び去るものであるなら、四苦もまた当然と静かに受け止め、それもやむなしとしてきた側面もあるのではないでしょうか。してみれば、生者必衰という人生の無常をみつめながら、あきらめと期待のバランスのなかで病気や後遺症と折り合いをつけるというあり方は、きわめて日本的と言えるでしょう。

そしていまひとつ、先の語りにおいて日本的な特徴が際立つのは、世をはかなみ、「あきらめ半分」というどっちつかずの状態にいる自分を対象化し、ナルシシズムに浸るというあり方です。社会学者の見田宗介によると、日本人は心の傷みの原因をとり除こうとするよりも、美によって包んで対象化する傾向にあると述べています。人生に対するあきらめの感覚とともに、怨みやかなしみを必死にふりすてていく自分を対象化していとおしみ、その対象化するという、精一杯のナルシシズムが心の傷口を癒してくれるというのです。

ここでのニイジマさん、コウノイケさんは、自分の姿を対象化して「かわいそう」、「いとおしい」と語り涙していています。そこにはいつかは断ち切らなければならない未練と対峙している自分への哀惜の情をみてとれます。哲学者の竹田青嗣の言葉を借りるなら、自己哀惜とはふだんは働いている自己愛（ナルシシズム）への規制が解かれたときに生じる小さな心的カタルシスである、ということになるでしょう。

私たちは誰しも心の奥底にナルシシズムを隠し持っていますが、普段は抑制しています。謙遜を重んじるわが国においては、自分自身に陶酔してしまうようなナルシシズムの解放は、あまり歓迎されません。しかし状況が危機的であり、それを承認してくれる他者がいるとき、ナルシシズムの解放は許される場合があるのです。

ニイジマさん、コウノイケさんともに不自由になった身体として、今後の行く末について不安に思っていることを訴えています。そのとき、そのような不安を受け止めてくれる他者（ここでは傾聴に徹した著者）がいたため、今ある自分自身をいとおしんでもいいんだという気持ちになったのでしょう。おそらくはその瞬間に普段は抑制されているナルシシズムの封印が解かれ、思わず涙があふれ出たのではないでしょうか。つらい思いを涙で流すこと、これこそまさに浄化作用（カタルシス）なのでしょう。したがって「対象化によるナルシシズム」の重要な意味は、竹田の言う「小さな心的カタルシス」の獲得にあると言えるのではないでしょうか。以上のようにみるなら、「はかなさの自覚」→「あきらめ半分」→「対象化によるナルシシズム」という構造は、日本人が病気や後遺症に適応していくためのひとつの様式であるのかもしれません。

第二部

語る身体のストーリー

第十一章　異界と交信する身体

○タヌキに化かされたおばあさん

日本は明るい。と言っても「希望に満ちている」という意味ではありません。ここで言いたいのは「日本は人工的な光に満ちている」ということです。特に夜です。盛り場はもちろんのこと、住宅街においてもコンビニや自動販売機は煌々と明かりを放っています。あたかも漆黒の闇は駆逐されてしまったかの様相ではないでしょうか。

かつて人々は闇と隣り合わせで暮らしていました。路地裏の闇はぽっかりと口をあけ、私たちを異界へと誘い込みました。そこはこの世ならざる者との交信の場所でもあったのです。しかし人工的な照明の氾濫により、闇は消え、異界の者との交信の機会は極端に減少してしまいました。私たちの身体は、そのような者たちとコミュニケートする感受性をはぎ取られてしまったと言えるでしょう。

『日本人はなぜキツネにだまされなくなったのか』という興味深い著書があります。著者の内山節によると、昭和四〇年（一九六五年）頃を境にして、日本社会からキツネにだまされたという話は発生しなくなったそうです。内山はその理由について、高度経済成長の展開、合理的な社会の形成、進学率や情報のあり方の変化、そして都市の隆盛と村の衰弱、をあげています。

前年の昭和三九年（一九六四年）は東京オリンピックが開催された年です。数年かけて東京は日本の首都として恥ずかしくないように整備されました。区画整理は進み、下水道は整備され、交通網は飛躍的に発展しました。それに伴い都市にわずかに残っていた暗闇も姿を消すことになったのです。また同時に農村部にも都市化の波が押し寄せ、自然は徐々に侵食されていったのです。

このように昭和四〇年（一九六五年）前後という時期は、日本の自然が大きく変化しながら、人間と自然のコミュニケーションが変容していく時代であったと言えましょう。

では平成の世において、キツネにだまされる日本人は皆無になってしまったのでしょうか。答えは「否」です。平成十四年（二〇〇二年）に筆者が担当したある患者さん（当時八十七歳）は、自分が骨折した原因を次のように語っていました。

先生（筆者のこと）、先生はタヌキに化かされたことありますか。タヌキは悪さしますよ。今度のことだって、むこうの草むらでガサガサッて音がしたから、タヌキだって思って追い払おう

としたんですよ。そしたらドテッて転んで骨、折っちゃたんですね。ほんと気をつけないと。タヌキは悪さしますから。（ワタナベさん・八十七歳女性）

ワタナベさんのプロフィールを紹介しておきましょう。この方は大正前期に農家に生まれた女性で、同じ地区の農家の男性に嫁いだ人です。つまり、いわゆる「ムラ社会のしきたり」のなかで長年暮らしてきた女性と言うことができましょう。

この語りに若干の補足を加えると、この方はタヌキに化かされた原因を先祖の墓参りから足が遠のき、そのためご加護が受けられなくなったためと説明していました。つまり自分が骨折したことについて「先祖のご加護が希薄化したことによって、タヌキに化かされてしまい、その結果、転んで骨折した」という物語として語っていたのです。

ワタナベさんは前近代的な色彩の濃いムラ社会に生まれ育ちました。そのようなコミュニティには多くの伝説や言い伝えの類が残っているのが常と言えましょう。「タヌキに化かされる」という現象も、近代以前は日本各地でみられたごくありふれたものであったでしょう。ワタナベさんは幼い頃から「言う事を聞かない子はタヌキに化かされるよ」と言われて育ってきたと言っていました。親がしつけのために人智を超えた存在に仮託して言う事を聞かせるというあり方は、いわば常套手段とも言えます。この幼い頃から身に染みた言説が、ここでは「病気の意味」として採択されたのです。

人はそれぞれの文化が持っている「病気の意味」のなかから、自分が納得することができるものを探し当てようとします。そのなかでも「病気とは病人の過去における誤った行動の結果である」という定式は、病気の意味のひとつの典型例なのです。よって墓参の回数が減り、先祖が怒り、その結果タヌキに化かされて骨折したという物語は、病気の意味のプロトタイプと言うこともできるでしょう。

病気の原因を先祖との因縁に結びつけて語るという現象は、今でも散見されるところです。ところが今回の例で注目されるのは、「先祖の怒り」という原因と「病気（骨折）」という結果が直接結びつくのではなく、「タヌキに化かされる」という中間項を経由して物語が構成されているという点でしょう。しかも平成の世においても、このような言説で病気の意味を語っているということなのです。はたしてどのような条件であればこのような物語の成立は可能となるのでしょうか。

○異界と交信する能力とは

伝統的なムラ社会では、すべてのものをその地域で作り、そして消費する「地産地消」が基本でした。そのようなコミュニティでは、人々の身体観は脈々と継承されていきます。身体観は人々の身体に刻み込まれた様々な所作（生活上のしきたりや労働技術）の継承により次世代に伝えられます。田畑から収穫を得るための農作業（身体的な技術）を受け継ぐということは、同じように身体を動かしてきた先祖の身体にまつわる歴史を受け継ぐということでもあります。四季の変化に合わせて農作物を耕作していくという営みには、折々の気候の変化をとらえる鋭敏な身体感覚が必須でしょう。日本人にとって自然は人間の外部にある客体ではなかったはずです。人間は自然の一部であり、自然との共存こそが生きることの前提でした。つまり私たちの身体観は、自然に寄り添って生きるというなかで生成されてきたと言えるでしょう。キツネやタヌキに化かされる能力は、このような身体観のもとに育まれてきたのではないでしょうか。

自然との共存に基づいた鋭敏な身体観（感）は、たとえ森や川がない都会であっても育むことは可能でしょう。一木一草に思いを馳せたり、暗闇の中にたたずむことによって、身体は見えざるものとの交信能力を開花させていきます。かつては様々なしきたりや年中行事がそのような能力の成長を支えていました。例えば民家の代表的な屋内神である荒神様は、竈の神様として多くの家で祀られていました。そして見えざる力に手を合わせて火伏せを祈願したものです。また節分は見えない邪気を払い、福を招き入れるという行事です。このように日本人は様々な行事を通して、大きな意味での自然を感得する環境にあったのです。

しかし近代以降における都市化の影響や合理主義的な物事の考え方によって、日本人も自然を身体から分離し、客観視するようになってしまいました。その結果、日本人の見えざるものとの交信能力は徐々に衰弱化していったのです。なかでも特に影響を与えたのはメディア機器の発達だったと考えられます。評論家の荻上チキは、社会的に構築された個人の身体に対するイメージを「社会的身体」と定義し、メディアの影響によって、その姿はわずかの間にがらりと変わってしまうと述べています。以下、荻上に依拠しながら論を進めましょう。

パソコン、ケータイ、スマホ、そしてインターネットという情報伝達メディアは、コミュニケーションにおける時間的、空間的な制約を取り払いました。人々は顔を突き合わせることなく、いつ、いかなるときでも他者との交信が可能になったのです。しかし異界の者との交信は限られた時空間のなかでこそ成立します。その場に身を置くことによって、今、この瞬間を身体として感受することのすべてが異界とのコミュニケーションなのです。よって異界との交信を可能にする第一の条件は、自然の機微を感受するだけの身体能力を持っていること、となるでしょう。はたしてどれだけの日本人が、このような身体能力を維持しているのでしょうか。

私たちは新しいメディアの登場によって、新たな「身体能力」を獲得しました。しかしそれは私たちの身体が生物学的に進化していくということではありません。新しいメディアに即した、新しい社会的なふるまいの可能性が開けるということなのです。ところが新しいメディアの登場は、一方において身体の古層に潜むプリミティブな能力の衰弱をもたらします。この能力の代表格が自然の機微を感受する能力と言えるのではないでしょうか。

例えばこういうことです。新たなメディアは他者からのメッセージを即物的な方法で知らせてくれます。しかも二十四時間どこでも相手のメッセージを受け取れます。しかし着信音や「着信あり」という表記の客観性に慣れすぎると、私たちがかつて持っていた見えざるものと交信する身体能力は徐々に萎縮せざるをえません。なぜならそのような能力は、自然とのつながりのなかで、先を予見しなければ（見えざるものを事前にキャッチしなければ）生存が危ぶまれる状況においてこそ育まれるからです。

私たちはメディアの発達によりもたらされた「拡張された身体能力」を簡単には手放すことができないでしょう。一度、社会に新しいメディアが浸透すると、社会は人々に対してそのメディアに即したふるまいを要請します。いまやパソコンによる文書作成やメールのやり取りができない社会人など考えられないように、社会は当然のようにそのような能力を期待しています。よって私たちは新しいメディアを取り込みながら、社会の要請する身体に組み替えられていくのです。

その際、旧来の身体能力は新しいメディアに代替され、必然的に衰弱を余儀なくされてしまうのです。

以上のようにみてくると、現代人が異界の者と交信する能力を持ち続けるということが、いかに困難であるかがわかるでしょう。そのようななかで「タヌキに化かされる能力」を持ち続けたワタナベさんは稀有な存在と言えるのではないでしょうか。それは彼女が農村というムラ社会で一生を過ごしたこと。そして父祖伝来の土地を守りながら、身体的な労働に勤しんできたこと。そういった生活史があってこそ「タヌキに化かされる能力」は維持されたと言えるのではないでしょうか。

○「タヌキに化かされる能力」の衰退が意味すること

ワタナベさんのエピソードについて考えていると、レヴィ＝ストロースが『野生の思考』という著書で紹介しているヤクート族の話を思い出します。ヤクート族の社会では、キツツキのクチバシに触れると歯痛が治ると信じられているそうです。現代の私たちからすると、一見ナンセンスな話のように思えます。しかしレヴィ＝ストロースは、なぜヤクート族がキツツキのクチバシと歯痛とを結びつけたのかという点に注目します。

人はわけのわからない混沌とした状態に置かれると不安を感じる存在です。そのようなとき、私たちはなんとか物事を整理して、秩序立てて説明したいという衝動にかられます。ヤクート族とて同じ気持ちだったに違いありません。歯が痛いけれど原因も対処法もわからない。この混沌とした状態から抜け出すには、物事を分類整理し、とりあえずの因果関係を打ち立てる必要があります。そこに「キツツキのクチバシに触れると歯痛が治る」という言説が定着した理由がありけます。これこそレヴィ＝ストロースの言う「野生の思考（知）」なのです。

つまりここから導き出せるのは、私たちの社会というものは、必ずしも客観的な法則に則って秩序づけられているのではないということでしょう。そしてあるコミュニティにひとつの言説が定着すると、それは内部の人々にとってある種の「真実」となるということなのです。ここでいう「真実」とは、科学的な意味とは別系統のもの、すなわち「そのコミュニティにおいてはリアリティをもって信じられる」という意味です。

かつてワタナベさんの生きたムラ社会では「タヌキに化かされてケガをする」という言説は、それなりのリアリティをもって信じられていたのでしょう。そして人々の思考も身体もそのような言説をベースに構成されていたのです。だからこそワタナベさんは自分の骨折の原因をそのような物語に託し、不安な状況に一定の秩序を与え、安寧を図ったと考えることができるのではないでしょうか。

しかしながら先にも述べたように、今後はタヌキに化かされることをリアリティをもって語れるような能力は衰弱の一途をたどるでしょう。では私たちにとって、見えないものを感じることのできる身体能力の衰弱とは、どのような影響を与えるのでしょうか。

内田樹によると、人間と他の霊長類の決定的な違いは「墓を作る」こと、すなわち死者を葬るという性質にあると述べています。これは「生きていること」と「死んだこと」は違うということを知ったという意味ではありません。墓を作るのは（墓石を乗せるのは）、死んでもなお生きている気配を感じさせる「死者」が戻ってこないためだそうです。つまり死者の声がきこえる唯一の動物が人間であるというわけです。内田はこれこそが人間の人類学的な定義であると述べているのです。

では現代社会において、私たちは死者に対して「死んでもなお生きている気配」を感じることができるのでしょうか。現代は極端に死（死体）が隠蔽されてしまう社会です。死に場所のほとんどは病院をはじめとした医療施設であり、街中に行き倒れが放置されているなどということはまず考えられないでしょう。しかし、かつて多くの人は自宅で亡くなっていました。そこかしこに行き倒れが放置され、人々は肉体が朽ちていくさまを目の当たりにしていたといいます。

養老孟司によると、現代は著しい「脳化社会」であるということです。「脳化社会」の要諦とは、社会というものを「脳の産物」によって構築された世界であると考えるところにあります。そのような社会ではすべては人工化され、自然は排除されることになります。そして身体に対する禁忌は強まり、人々は身体統御の必要性に迫られることになるでしょう。裸でおもてを歩けば社会的に問題が生じます。だから私たちは服を着るわけです。死体もまた然り。露骨な放置は禁忌であり、速やかに火葬して隠蔽が図られます。つまり身体とは、受け手の解釈に依存するという意味において、ひとつの表現であると言えるでしょう。このような意味において、死体もまたひとつの表現です。死体の表情は読みとることができませんが、それでも私たちはその表情を自動的に読んでしまうのです。養老はそう指摘しています。

しかしながら、死体と対峙する場面がなければ、その表情を読もうにも読むことはできません。「身体という自然」を排除する脳化社会では、死体とのコミュニケーションは成立しづらくなっているると言えるのではないでしょうか。

死者と交信が成立するためには、生者からの積極的なコミットメントが必要となります。「弔う」という行為は、死者を「訪う（とう）て、問う（とう）」、すなわち「訪れて問いかける」ことであるということです。そうであるなら、死（死体）が隠蔽されてしまう社会とは、死者との交信が成立しづらい環境であると言えるでしょう。人々の生活の身近に死（死体）があり、人々がそれにコミットできる世界、そのような環境においてこそ、死者に対して「死んでもなお生きている気配」を感じる能力は芽吹くのではないでしょうか。

情報化社会の進展により、私たちの身体はデジタル信号に対応すべく組み替えられてきました。それは同時に異界のものとの交信に必要な、アナログ信号への対応能力の衰退化を意味します。死者も、そして化かすタヌキも、この世にあらざる異界の存在です。内田の説に従うなら、その声を聞けなくなるということは、人間の人間たる所以の危機であるということになるでしょう。タヌキにだまされる身体能力の枯渇をどうみるのか。時代の必然として意に介さないか。それとも人間性の本性に関わる由々しい事態とみるべきなのか。

二〇二〇年、再び東京でオリンピックが開催されます。前回のオリンピック後に日本人がキツネにだまされなくなったように、私たちはまた何かの能力を失うのでしょうか。

第十二章
作法としての歩行

○歩行とは作法である

歩行とは足を動かして移動する動作のことです。それはきわめて自律的であり、時間的・空間的に一定のパターンで協調して運動します。この運動の自由度を制約する条件には、次のふたつがあります。ひとつは直立二足歩行という形態のもと、重力という環境に適応しなければならないという生態学的な条件。もうひとつは、時代背景、階級、属性など、その文化に特有な作法に従わなければならないという社会的条件です。

前者は文化が違っても普遍的な条件ですが、後者は時と場所によって大きく異なります。例えば軍隊式の一糸乱れぬ歩行は規律の絶対的遵守を表現しており、後者の典型と言えるでしょう。社会は歩行を文化的に制約し、そこに一定の意味を付与します。よって文化的に制約された歩行に反した歩行をするということは、そこに与えられている意味からの逸脱ということになるのです。

ではある人の歩行が、文化的な意味を付与された「歩行」から逸脱しているか否かはどのように判断されるのでしょうか。答えは「歩き方によって判断される」ということになります。歩き方は動的な一連の流れのなかで可視化されるため、人々はそこに様々な意味を読み込んできました。私たちは他人の歩き方のちょっとした違いをすぐに見抜きます。だからこそ、自分の歩き方について敏感になるのでしょう。

以下、二人の脳卒中者の語りを例にして、歩行がすぐれて社会的な作法としてあることについて考えてみたいと思います。

おもしろいのは世間の見方ですよ。世間の人はね、そういうの（異なる歩き方を）見たときに話しかけませんね。逃げちゃう。やっぱりひどい歩き方、なんていうかな、歩き方がそうじゃ声もかけられないというか、うん、見た目でしょうね。手はポケットに入れちゃえばわかんないでしょ。でも歩き方はそうはいきません。どうしても見られちゃいますから。それがですね、つらい。

（ホンマさん・六〇代男性）

脳卒中を発病すると、麻痺の影響によって歩行障害を呈することがあります。先に述べたように、歩行はよりダイナミックで可視的な動作です。そのためホンマさんは、自分の「ひどい歩き方」を世間の人々が気にしているのではないかと語っています。手の障害はポケットに入れて隠蔽することもできるでしょう。だからこそ長嶋茂雄巨人軍終身監督はポケットに手を入れて登場します。しかし歩き方における外見的障害は隠蔽が困難であるため、それは他者のまなざしに容赦なくさらされてしまいます。そしていわゆる「障害者」を意味するものとして機能してしまうのです。

このような理由で歩き方に対して自意識過剰になると、なかには引きこもりになってしまう人もいるのです。ホンマさんは引きこもるまでには至っていませんが、つらい心情を吐露していきます。一般社会という文脈のなかで歩くということは、他者＝健常者に歩き方を開示していくということでもあります。ホンマさんのつらさの中核は、社会的な作法としての歩き方が可視的であり、隠しようがないところにあります。そしてその歩き方によって、「障害者」という属性に入れられてしまうことにあると言えるでしょう。

次は長年にわたり茶道の先生を務め、着物を着慣れているヨシムラさんの語りです。

昔から着物、着てるでしょ。もう体が着物に慣れちゃってるのね。だからこうスッスッと裾が

乱れないように歩かないと。でもまだダメなのね。どうしてもこの足が外に開いちゃう。開かないように内股でって思っててもダメなのね。それで膝もね、ちょっと痛くなっちゃうし。うーん、麻痺ってほんと厄介なのね。私、どうしてもお茶、教えたいって気持ちがあるから。だから、うん、また着物を…。着物を着てきれいに歩けたらって、そう思います。（ヨシムラさん・八〇代女性）

ここでヨシムラさんが気にしていることは、裾が乱れないように歩きたいということです。そして彼女はもう一度茶道を教えることを切望しています。茶道という文化には様々な決まり事、いわゆる型があります。茶室という空間、茶道具、そして適切な身体所作、これらのすべてがひとつの型をなして茶道は成立しています。型の細部に茶道の真髄が宿るとするなら、型の乱れは茶道そのものの存立を危うくすると言えるでしょう。だからこそヨシムラさんは裾の乱れを気にするのです。

茶道に長年親しんできたヨシムラさんにとって、茶道特有の作法に沿えないということは由々しき事態です。もう一度茶道を教えるためには、作法に合わせた歩き方が必須条件になるでしょう。つま先は開かないようにやや内股にして、すり足気味に小またで歩くこと。これが着物で歩くときの作法であり、これに沿ってこその茶道です。裾が乱れたり、ウォーキングのように胸を張って踵から接地するように歩いたのでは、茶道としての体裁を保てないのではないでしょうか。ヨシムラさんの苦悩の中核はそこにあるのです。

ある作法を身につけるとは、動作を社会文化の規範に従って制約することです。私たちはその作法に合わせることによって、相手との身体的コミュニケーションを可能にしています。そして作法からの逸脱は、往々にして負のレッテルを貼られることになるのです。

ここまでの話しをまとめましょう。私たちは歩行スピードや歩行距離もさることながら、なぜかくも歩き方を気にするのでしょうか。それは歩行がきわめて精巧な動作であり、かつ可視的だからではないでしょうか。歩行は精巧な動作であるがゆえに、わずかな乱れであっても目立ってしまいます。それはあたかも白いキャンバスの一点のシミが、キャンバスが白ければ白いほど際立ってしまうことに似ているのかもしれません。またなによりもダイナミックな動作であるために、嫌でも目についてしまいます。だから私たちは異なる歩き方をする者に「逸脱者」という意味を付与してしまうのです。

歩行は単なる移動手段ではありません。社会生活においては、歩行はひとつの作法なのです。身体というものが、ただそこにあるだけで何かを表現するものだとしたら、歩行はきわめて雄弁な表現者でありましょう。だからこそＴＰＯに合わせた歩き方をしないと批判されるのです。人が拠って立つ集団に承認されるためには、その集団の作法に合わせる必要があります。誰しも逸脱者にはなりたくないでしょう。だからかくも歩き方は気になると言えるのではないでしょうか。

○現代社会の要請する歩行とは

歩き方は全身の姿を決定づける重要な要素です。歩き方次第によって、その人の印象というものは一変します。一説には、カリスマ性を演出するには「二本線歩き」がよいとされています。左右の足が二本の平行線の上を進むように歩くと、ゆったりとして自信に満ちた印象を与えるということです。これに対して一本線の上に左右の踵が交互に着地する「一本線歩き」は、アメリカ社会では下層階級に属する者の歩き方とされているのだそうです。つまり歩き方ひとつで、どの社会階層に属するのかがわかってしまうということになります。よってアメリカ社会において支配階級に属したいと思うなら、歩き方から変える必要があるということになるでしょう。

では現代社会は私たちにどのような歩き方を要請しているのかについて考えてみましょう。ここでは現代日本における就労構造に着目して考えてみます。現在の就労構造をみると、人口の過半数はサービス産業に従事しています。サービス産業という労働にとって何が一番大切なことかといえば、結局のところ「いかに売るか」ということにつきるでしょう。そのためには他者と対面し、相手のニーズに応える必要があります。そこで必要とされるものは、相手と円滑に意思疎通を行うための対人コミュニケーションスキルです。その際、重要視されるのがスマートな話術と外見です。

先に例にあげたホンマさんの歩き方は、障害者としての属性に入れられてしまうと述べました。それはいわゆる「正常」な歩き方から逸脱しているからでした。しかし「正常」な歩き方の範囲であっても、社会の価値観によって、その「正常」の範囲は階層化されてしまいます。現代社会で要請される歩き方が背筋の伸びたスマートなものであり、それが「できるビジネスパーソン」としての記号として定着すると、ガニマタや猫背は下位におかれてしまいます。つまりその時代で何が重要視されているかによって、歩き方の意味は変わるのです。歩行はきわめて表現的であり、社会的な意味をまとって私たちに何かを訴えてきます。したがって歩き方を見るということは、単に移りゆく映像を眺めているのではなく、社会的な思想背景を見るということに等しいと言えるでしょう。

ここまで移動手段としての歩行は、社会的要請によって歩き方が採択されることについて述べてきました。そうであるなら、今後も時代の移り変わりによって、新たな歩き方が社会的な価値をもって採択されるかもしれません。それは抗いがたい拘束力となって、私たちの歩き方を（思想を）変えていくことになるでしょう。

○ロボットみたいな歩き方

先に現代社会で要請される歩き方はスマートなものであることについて論じました。しかしながら、現代人の多くはスマートに歩くどころか、誤った歩き方をしている人が多いと言われています。誤った歩き方を続けていると、膝痛、腰痛などの運動器の障害はもちろんのこと、自律神経系のバランスも乱れ、全身の調和がうまくいかなくなります。これでは社会的要請に従った歩き方をするどころか、その前に身体自身が悲鳴を上げてしまうでしょう。

一方において、ヒューマノイドと言われるヒト型ロボットの二足歩行は進化を続けています。昔に比べて、かなり滑らかな歩行が実現されてきています。「ロボットみたいな歩き方」という慣用句がありますが、これは一般的にぎこちない歩き方という意味で用いられています。しかし昨今におけるロボットの二足歩行の進化をみると、このような慣用句はロボットに対して失礼なのではないかという気さえしてきます。今後、どこまで進化を続けるのかはわかりませんが、人間と見まごうばかりの歩き方をするロボットが登場するかもしれません。

さて、このような人間、そしてロボットにおける歩行の変化がさらに進んだ場合、奇妙な逆転現象が起こる可能性があります。この奇妙な逆転現象とは、オリジナルとしての人間の歩行と、コピーとしてのロボットの歩行の立場が入れ替わるということです。櫻井圭記は、きれいな風景を見て「絵のような風景」と形容する表現がありますが、あれは正確には風景のほうがそれを描く絵画よりも先行するはずであると述べています。つまり人々はきれいな自然の風景を絵に描いていましたが、風景画がひとつのジャンルとして確立すると、いつの間にかコピーであるはずの絵が、主たる立場に入れ替わることがあるということです。このように「絵のような風景」という表現を詳細に分析すると、「自然の風景のコピーである絵のようなオリジナルとしての風景」ということになるのですが、私たちはあまり気にはしていないでしょう。

この風景（オリジナル）と絵（コピー）の関係性を人間とロボットの歩行に当てはめて考えてみましょう。もともとロボットの二足歩行は、人間のそれに近づけるように開発されてきました。つまりオリジナルは人間であり、ロボットはそのコピーを目指してきたわけです。しかし、モータリゼーションの発達や世の中がバーチャル化していくと、人々は段々と歩かなくなっていきます。それに伴って人間の歩き方が変化していくと、もはやオリジナルとしての型を保てなくなってきます。他方、コピーであるはずのロボットの歩行は、オリジナルとしての人間の歩行を忠実に模倣しています。もしも近い将来、人間の歩行の乱れとロボットの歩行の洗練化が逆転してしまった場合、一体どうなってしまうのでしょうか。私たちはきれいな歩き方（もともとのオリジナルとしての歩き方）の人を見て、「ロボットのような歩き方(ロボットのようにきれいな歩き方)」

という言い方で賞賛するのでしょうか。

これはいささかSF的な想像に過ぎないのかもしれません。しかし人々は歩かなくなり、足がひ弱になってきていることは事実でしょう。歩くことが日常生活に不可欠な動作であり、人類として何百万年も歩いてきたことを考えれば、私たちはもう少し歩くことに注意を払ってもよいのではないでしょうか。ロボット歩行の進化は、そのようなことを教えてくれているような気がしてなりません。

第十三章

鳶職人の足

○かつて日本人の足は「麗子の足」だった

向田邦子のエッセイに『麗子の足』という作品があります。この「麗子」とは、岸田劉生の描いた「麗子像」のことです。一見グロテスクとも思えるこの肖像画には何種類かありますが、そのうち「麗子住吉詣之立像」という作品には、裸足の麗子の姿が描かれています。向田は、この麗子の足の親指と人さし指が離れているのを見て、これこそ下駄をはいて育ったまぎれもない日本人の足であると評しています。彼女の祖父母の足の親指と人さし指は「入江」のように離れていたということです。

レオナルド・ダ・ヴィンチは、足は人間工学上の最大傑作であり、また最高の芸術作品であると述べています。土踏まずのアーチは、垂直方向に圧力が加わると力学的に安定性が増すという優れたデザイン設計となっています。では現代人の足はどうでしょうか。外反母趾や内反小趾、そして指が反り返ってうまく接地しない浮き指などが増えているということです。足底にインクを塗って足型をとるフットプリントを行うと、小指が浮いて下につかないため、小指はうまくプリントされないことも珍しくないそうです。それだけ現代人の足は変わってきているのでしょう。

この変化はどのような理由によるものなのでしょうか。かつて日本人の履物は下駄か草履、家の中では素足か足袋が普通でした。そのため自然と足で踏ん張る力、捕地能力が育まれました。しかし戦後は靴の普及や裸足で歩く機会が減少したため、足の指で踏ん張ることが少なくなってしまったのです。またハイヒールのような不自然なものや、スリッパやミュールなど脱げやすい履物で歩くことによって、脱げないように足の指を反らせたり、丸めたりすることが習慣となってしまいました。このようなわけで、日本人の足は変化してしまったと考えられています。

足の形の変化は、直立姿勢時の身体重心線の位置にも影響を与えます。一般的にこの重心線の位置は、足の解剖学的、力学的に最も安定する土踏まずの頂点にあるとされています。しかし近年、この重心線の位置が踵寄りに偏位してきているという報告がなされています。縄文人は現代人に比べ、前足部の幅が広く足指が開いているのに対し、現代人は縄文人よりも踵が丸くなっているといいます。これは現代人が足指を使わなくなったため、姿勢が後ろに反ってきたことを意味します。重心線が踵寄りになると素早く動けなくなります。重心線は前足部に近い方が機敏に動けるのです。身体の構えが精神に影響することを考えれば、現代人は精神的にも鈍重になってきているのでしょうか。まさかこのまま重心線が踵よりに偏位し続け、ひっくり返ってしまうということはないと思いますが、私たちの足が弱化していることだけは確かなようです。

かようなわけで、日本人の足は変化してしまいました。そして今では下駄、草履で生活している者などは、わずかの例外を除きほとんどいなくなりました。結果、麗子のような足に出会う機会も極端に減ってしまったのが現状と言えるでしょう。しかし現代においても、職業によっては地下足袋を履き、踏ん張る力や捕地能力に優れた人がいることも事実です。筆者の経験した例では鳶職人がそうでした。次の語りは、仕事中に高所より転落して踵骨骨折を負ったある鳶職人のものです。

俺ら高いとこでの作業がほとんどなんでね。そんで足場もけっこう狭いんですよ。だから足、踏ん張れないとやばい。そういうあれもあって、俺ら足袋なんですよ。やっぱ足の裏の感覚っていうか、そういうのがしっかりしてないと不安だよね。今みたいにほら、腫れぼったい足じゃ地面つかめないでしょ。そんなんじゃ現場戻れないよね。考えただけで冷や汗もんでしょ。

（中略）

あのニッカボッカってあるでしょ、ダボダボのやつ。あれだと立ったり座ったりが楽なんですよ。膝のあたりとかつまらないからね。だから立ったり座ったりが楽にできるようにならないと

ダメだね。今さ、足首がつまっちゃってうまくしゃがめないもんね。そんで指反ってしゃがむとまだ痛いから。そこをなんとかしてもらいたいんだよね。（イワタさん・四〇代男性）

鳶職人は高所の狭い足場を難なく歩けるようでなければ仕事になりません。そのため足の指で踏ん張る力、すなわち捕地能力は一般人より優れている必要があります。狭い足場という職場環境は、人の足をそのようなものとして鍛え上げます。イワタさんの足も例外ではありません。骨折を免れた方の足を観察すると、指はまっすぐ伸び、親指と人さし指は適度に離れていました。いわゆる「麗子の足」です。イワタさんが職場復帰するためには、この「麗子の足」を取り戻す必要があったことは言うまでもないでしょう。

○鳶職人は樹上の人である

鳶職人とはどのような仕事をするのでしょうか。一般的なイメージとしては、建築物のまわりに鉄骨を組んで足場を作り、その上で様々な作業を行う仕事といったものではないでしょうか。イワタさんの仕事はまさにそのイメージ通りのものでした。高くて狭い所での作業は常に危険と隣り合わせです。転落などの事故を回避するには、足底の感覚を鋭敏にして、優れた捕地能力を発揮する必要があります。イワタさんはそのことを嫌というほど実感しています。だからこそ踏ん張りのきかない自分の足に対して不安を感じているといえるのではないでしょうか。

このようにみると、鳶職人は「樹上の人」と言ってもよいのかもしれません。オランウータンの足は、手のように物をつかむことができるといいます。オス、メスともに親指は短いが、他の四指に向かい合っているため、物をつかむのにはまことに都合がよいそうです。このような足の形状や機能は、樹上生活に適応した結果と考えることができるでしょう。同様に鳶職人の足が優れた能力を発揮できるのは、高所かつ狭路という職場環境への適応の結果と言えるのではないでしょうか。

鳶職人は足底から伝わってくる一連のメッセージを的確に分析します。まさに足の裏に目がついているかのようです。その能力を十分に発揮するうえで、地下足袋は優れた必需品と言えるでしょう。しかし最近、大手の建築会社では地下足袋は禁止となり、安全靴が主流になっていると聞きます。しかし安全靴は地下足袋よりも厚底であり、地面の情報をつかみにくいという欠点があります。また指先に鉄板などが入っているため、重いうえに指先に力が入らずバランスがとりにくいそうです。一方、地下足袋は足先が分かれていているため、足底や指先の感覚で足場の状態を探索することができます。そしてなにより足場を捕地することができるのです。近年ではスポーツメーカーの開発による軽くて動き易い安全靴が登場しているとのことですが、職人の間ではまだまだ地下足袋の人気は健在のようです。

さて、鳶職人にとって地下足袋が優れた必需品であるように、ニッカボッカも同様に優れた物であるようです。イワタさんによると、鳶仕事は立ったり座ったりすることが多いので、作業着は膝の曲げ伸ばしに邪魔にならないことが重要であるということでした。この他にも作業場の出っ張りやとがった部分が、ニッカボッカのダボダボ部分に触れることで危険を察知できること。また強風だとダボダボ部分がなびくため、風による危険を察知できることなどいくつかの機能を兼ね備えたものであるそうです。職人は道具を身体の一部のように使いこなします。ハンマーが腕の延長であるように、道具は身体そのものとなります。同じように作業着や履き物も身体そのものとなります。イワタさんにとって地下足袋やニッカボッカはもはや身体なのであり、そのことをもってこそ「樹上の人」として能力を発揮できると言えるでしょう。

イワタさんは退院後、外来リハビリテーション治療のためしばらく通院されました。その際、あえてニッカボッカ、地下足袋で来てもらいました。そしてそのスタイルのまま、バランス練習や狭路を想定した様々な練習をこなしてもらいました。「樹上の人」として職場復帰するためには、普通に歩けるだけでは不十分であることは言うまでもないでしょう。高所でも安心して働けるだけの優れたバランス能力が担保される必要があるのです。そのためにはできるだけ現場と同じ条件で練習するに越したことはありません。練習の成果もあり、その後イワタさんは無事に現場復帰を果たされました。

イワタさんは復帰直後こそ不安があったようですが、徐々に仕事の感覚が戻ってきた様子でした。「昔とった杵柄」ということわざがあります。しばらくぶりに自転車に乗ってもなんとか運転できるように、一度体得したものは身体が覚えているものです。私たちは住み慣れた場所であれば、どこに何があるかは身に染みてわかっているものです。そのため目隠しで歩くことも可能となるのです。同じようにイワタさんの身体にも、現場の環境は粗描されているはずです。だからこそすぐに仕事感を取り戻すことができたと言えるでしょう。ブランクはあっても現場に身を置くと感覚が戻ってくるのは、このような身体に根ざした知性が活性化されるからにほかなりません。身体は頭とは別様のロジックをもっているのです。そうでなければ鳶職＝樹上の人という優れた仕事はできないのではないでしょうか。

○生物心理社会モデル

さて、ここまでイワタさんが無事に職場復帰したことについて述べてきました。またその前提として、できるだけ現場と同じ条件で練習するように心掛けたことについても触れました。しかし現場と同じ条件を設定するといっても、所詮はリハビリテーション室で行うことです。そこには自ずと制約があることも事実です。特にイワタさんの場合、その作業は高所で行われるものです。しかしリハビリテーション室で高所を設定することには無理があります。高所という課題については、現場に出てから徐々に慣れていってもらうしかありませんでした。

ここで「高所で歩くこと」について考えてみましょう。同じ幅の床面を歩く場合でも、地面の上を歩くのと、高所の足場を歩くのでは心理的負担は異なるはずです。高所の場合、「もし転落したらどうしよう」という不安がよぎるのが一般的でしょう。この心理的負担によって、身体が硬くなり、思うように動けなくなってしまうのです。

このような経験は誰しも一度は経験したことがあるでしょう。普段はなんでもないことなのに、極度の不安や緊張から十分に実力を発揮できず悔しい思いをしたことが。スポーツ選手が大舞台においてミスをしてしまうのは、往々にしてメンタル面の弱さが指摘されます。似たようなことがリハビリテーション治療の場面でも問題になることがあります。例えば転倒後症候群という現象があります。これは過去における転倒の経験によって「再び転ぶかもしれない」という恐怖感を抱き、外出などを過剰に控え活動性が低下してしまうというものです。その結果、筋力や知的機能が低下してしまい、さらに転倒リスクを高める原因となってしまうのです。これなども極度の不安や緊張という心理的負担が、身体を動かなくしてしまうことの弊害と言えるでしょう。危険を察知し、防衛本能が働くこと自体は、人間の生存戦略としてごく自然なことです。問題なのはそれが過剰に働いてしまい、身体運動の活動性が極端に抑制されてしまうことなのです。ではどのような解決策があるのでしょうか。

心理学者のアルバート・バンデューラによると、ある特定の行動を起こそうとするとき、その行動の結果がうまくいくと信じていれば、その行動は成功する可能性が高いと述べています。つまり「自分はこの程度までできる」という効力予期が行動を引き起こすのであり、その思いは自己効力感と呼ばれています。自己効力感を高める方法としては主に四点あります。(1)達成体験：自分自身で行動して達成できたという個人の成功体験、(2)代理体験：他者が達成している様子を観察することにより、自分でもできると予期すること、(3)言語的説得：達成できることを言葉によって説得したり、励ましたりすること、(4)生理的および情緒的反応状態：困難な状況において、落ち着いていられたり、赤面しなかったりすることによって自己効力感が向上する。

このような自己効力感を高めるような方法は、リハビリテーションの治療現場においてごく自然に行われているものです。イワタさんの場合も小さな課題（例えば高さ四五センチの治療台の縁を歩く課題）の達成で成功体験を蓄積し、言語的な励ましを繰り返し行いました。すると次第に自主練習なども積極的に行うようになり、自己効力感が向上している様子が確認できました。

もしイワタさんがデスクワーク中心の仕事であれば、高所での職能は必要なく、職場復帰もより早く達成できたでしょう。しかしイワタさんの場合、高所での仕事という社会環境的要因が、恐怖や不安という心理を引き起こし、その影響によって身体が過剰に緊張してしまうという問題がありました。考えただけで冷や汗が出るということは、そのことを裏付けるなによりの証左でしょう。こうしてみると人間の病気や不調をみるにあたっては、単に身体的（生物的）側面のみでなく、心理的、社会的側面も加味したうえで総合的な見地に立つ必要があるでしょう。この立場は生物心理社会モデル（biopsychosocial model）として提唱されているものであり、今さらその重要性を強調するまでもないでしょう。しかしながら患者の心理的、社会的側面、例えば主観的な病いに対する意味づけなどは顧みられないことが多いのも事実です。医療が医学の社会的応用であることを考えたとき、患者の社会的背景を考慮しないのでは、本来の意味での医療の成就は難しいと言わざるをえないのではないでしょうか。このような取りこぼしをどのようにして汲み取っていくべきなのか。今後の医療が突きつけられた喫緊の課題と言えるでしょう。

第十四章
切断肢と幻肢

○手足を失うということ

ここでは四肢切断を取り上げてみたいと思います。身体の一部を失うという切断経験に依拠しながら、身体の深みへの接近を試みてみましょう。四肢切断の原因は交通事故などの外傷、悪性腫瘍、そして糖尿病などに起因する末梢循環障害の三つに大別されます。近年では化学療法などの進歩により悪性腫瘍による切断は減少傾向を示し、末梢循環障害による切断が増加していると報告されています。私の勤務していた病院でも、糖尿病性壊疽から下肢切断を余儀なくされた患者が多かったとの印象があります。

切断は自分の身体の一部を喪失するという壮絶な経験です。そのため患者は様々な心理的苦悩に苛まれることになります。なぜ自分が身体の一部を失わなければならないのか、切断された肢体はどうなってしまうのか、また切断後は四肢の一部を失った自分の姿態に嫌悪感を抱くかもしれません。

普段、私たちは切断などという事態が自分の身に降りかかってくることなど、まったく予想しないでしょう。しかし、糖尿病などの生活習慣病が増加している昨今、誰しも切断の宣告をされる可能性はあります。してみれば、切断者の経験について身体論的な視点から考えてみることは、臨床上有益なことと言えるのではないでしょうか。

四肢の切断とは、あたりまえのことですが身体の一部を切り取ることです。一方、胃の悪性腫瘍の切除も自分の身体の一部を切り取ることです。壊死した足の切除も、また胃の悪性腫瘍の切除も生命維持という観点からすれば、その価値は等しいはずです。しかしながら、四肢切断が特異的なのは、手足という日常生活上の機能に深く直結する身体部位を喪失するというところにあります。加えて四肢の欠損は目に見えるので、容姿という外見上の問題もあるでしょう。よって身体内部の一部を切除する場合とは違った意味での心理的問題が浮上してくることになるのです。

考えてみればわかるでしょう。私たちの日常生活が、どれだけ手足という肢体に依存しているかを。もし手足を失ってしまえば、その瞬間から歩行やパソコン操作という基本的な活動ができなくなってしまいます。手足を失うということは、自明性の崩壊という出来事であり、今までのあたりまえの生活を失ってしまうことを意味しているのです。

では容姿という面ではどうでしょうか。義肢を装着して外見を取り繕えば解決するのでしょうか。しかし、たとえ表面上は取り繕ったとしても、身体の一部を喪失した事実に変わりはありません。社会はそのような者にスティグマ（負の烙印）を押します。スティグマとは、もともと犯罪者や奴隷を識別するために身体に刻印される刺青などを指す言葉です。社会学者のアーヴィン・ゴッフマンは、スティグマを人々に負の価値判断を与え、社会的アイデンティティを毀損させるものとしてとらえました。切断をはじめとした身体障害はまさにその範疇に入るものと言えます。切断者に対する社会の負のまなざしは、やがて切断者自身に反映され、「負の烙印を押された者」として内在化されてしまうのです。

切りたかないけどよ、医者が切らなきゃダメだって言うんだからしょうがねえよ。でもな……。まあ、ここまでがんばってきた足だからよ…。自業自得っていうか、でも、なんでって思うよね。切ったらさ、何やんでも不自由でしょ。仕事どころじゃねえよな。ほら、ここに（切断する足に）傷があんでしょ。これ仕事でケガしたときの。けっこう荷物の積み出しとかあんですよ。ほんと、これ、よくがんばってくれたかんね。

（中略）

あとひとつ気になるんだけどさ、切った足ってどうなんの。なんかすごく気になんだよね。ど

うなっちゃうんだろうって。（ハットリさん・六〇代男性・切断前）

なんか足の先がかゆいような、なんかピリピリするような感じがすんだよね。目で見りゃないってわかんのにさ。これ、おもしれーなーって思ってさ。ないのになんか感じる。みんなそうなの？

（中略）

あと切っちゃった俺の足、あれずっと気になってるんだよね。まあ、ちゃんとそれなりにあれするって言ってたけどさ。けど、ちょっとね。ああいうのとっとくわけにはいかねえんだろうけどさ、骨とかそういうのだけでもとっとけたらなって。まあ、なんとなくね。（ハットリさん・六〇代男性・切断後）

さて、今回登場していただくのは、糖尿病性壊疽から下腿切断を余儀なくされた六〇代の男性です。この語りのうち前段は切断前、後段が切断後の語りとなっています。以下においては、特に切断肢への思いと幻肢体験について着目しながら、私たちの身体の奥深さについて考えてみたいと思います。

○切断肢への思い

ここではハットリさんの語りを参考にしながら、身体の一部が切り離されるという経験についてみていきましょう。そしてその作業を通して、「生理学的な身体」と「主観的な身体」との間の複雑な相互関係に光を当ててみたいと思います。

この語りをみると、ハットリさんは切断前から自分の切断肢の行方について気にしていることがわかります。そして切断後もその行方を気にしながら、「せめてお骨だけでも取って置けたら」という希望を述べています。精神科医パークスによれば、六割以上の切断者が、どのように自分の切断肢が処理されたのかについて、少なからず心配をしていたと述べています。そして切断者のなかには、自分の肢体が研究用に保存されているとの妄想を抱く者もいたということです。よって切断肢の「その後」を気にするという現象は、決してまれではないということになります。ではなぜ人は切り離された身体の一部の行方を気にするのでしょうか。

そもそも身体の一部を喪失するという体験によって、その当事者は何を失うのでしょうか。これについて二つの側面から考えてみましょう。一つめは手足の機能の喪失、そしてその機能を用いて行われていた生活経験そのものの喪失という側面です。手足の機能の喪失は日常生活の不便さに直結します。ハットリさんの語りをみても、切断によって日常生活が不自由になり、とても仕事どころではない旨が述べられています。そして足の傷跡を見ながら、自分の過去に思いを馳せていることが見て取れます。身体の傷跡は過去の記憶の刻印です。自分の歴史が刻まれた足が切断されるということは、自分の生活経験の歴史が切断されることに等しい苦しみをもたらします。つまり切断という事態は、手足の機能を失うことによる自己の連続性の喪失という体験にほかならないと考えることができるでしょう。

身体の一部を喪失することのもう一つの側面は、日本人の人間観、ひいては世界観に基づく喪失体験です。例えば切断は五体満足思想への抵触であるというとらえ方もできるでしょう。評論家の三浦雅士は、谷崎潤一郎の『細雪』の一節を例に挙げ、人格と身体の渾然一体性についての議論を展開しています。末っ子である妙子の恋人の板倉が壊疽で入院します。足を切断しなければ命が危ないのですが、板倉の老父母は「どうせ死ぬなら満足な体で死なしてやってくれ」という言葉を発するのです。この老父母がこのような言葉を口にした背景には、五体満足思想があると考えられます。医療史学者の新村拓によれば、わが国において五体満足を称揚する思想は、すでに近世の養生思想に見出すことができるといいます。この養生思想は「病になることは天地、親、先祖に対する不幸であり、授かったからだは自分だけのものではないので大切に扱いなさい」という教えであったということです。五体満足思想は、一説には孔子の「身体髪膚之を父母に受く、敢えて毀損せざるは孝の始めなり（親からいただいた身体に傷をつけるのは親不孝である）」という教えに端を発しているという説もあるようです。このような儒教精神の影響か否かは別として、近世から近代以降において、日本では身体を傷つけることには否定的であったと言えるのではないでしょうか。

してみれば、日本人にとって五体満足であるということは尊ぶべき思想であり、その欠如は不幸な状態であるということになります。このような思想的背景を有しているため、日本人は遺体すら五体満足でなければ不幸であると考える傾向があるようです。つまり毀損された遺体では、故人があの世で困るのというのです。また日本人は、人の霊というものはその遺体、遺骨の周辺にとどまるという伝統的な世界観に基づくため、人骨には何かが臨在すると感じる傾向にあるとの指摘もあります。以上のことを考えれば、日本人にとって切断肢は単なる物体としてはとらえられないと考える方が自然でしょう。実際にあの世で元の健康な身体に戻りたいので、手足のお骨を残しておき、死んだときに遺骨に混ぜてほしいと希望する切断者もいるそうです。火葬してお骨を残すことによって、切断のショックが和らいだという人もいるという報告を聞くと、ハットリさんが切断肢の行方を気にかけ、お骨を残しておけばよかったと述べていることも納得できるでしょう。

さて、先の三浦雅士は、板倉の老父母の言葉の背景には、人格は身体とともにあって切り離し難いものであるという深い人間観が潜んでいると述べています。身体は記憶の場所であり、自己同一性の根拠と言えます。よって身体の損傷は人格の損傷であり、精神の損傷であるということになります。私が「私」であることの確信は、他者との触れ合いのなかで発見する「他者との差異」によってもたらされます。そのためには身体としてこの世界に立脚し、自然、人間、社会との相互交流を通して自らを発見していくという過程が必要となるのです。身体なくして私は「私」ではありえません。身体こそが他者との関係性や、自分の生きてきた時間をまとめあげる媒体なのです。つまり切断という事態は、私を「私」たらしめている媒体としての身体の毀損であるという意味において、人格や精神の毀損であるという感覚を伴う喪失体験ということになるのです。

以上のようにみると、切断という身体の毀損は、自己の連続性（生きてきた歴史）の喪失という体験であり、また五体満足思想からすると親や祖先に対する不孝であり、そして日本人の人間観、世界観からすると、人格や精神の損傷であると言えるのではないでしょうか。切断肢は決して単なる肉塊ではありません。そこには霊的な何かが臨在する「同時に自己と身体の一部であるような存在」と言えるのではないでしょうか。だからこそ切断肢の行方はかくも気になるのでしょう。

○幻肢――「ない」のに「ある」と感じる体験

死体には人称があると言われます。一人称の死体は「私の死体」であり、見ることはできません。二人称の死体は「あなたの死体」であり、親しい人の死体です。そして三人称の死体は「他人の死体」ということになります。これを切断肢に当てはめてみましょう。一人称の切断肢は「私の切断肢」であり、理論的には見ることは可能です。以下、二人称、三人称の切断肢は「あなたの切断肢」、「他人の切断肢」ということになります。しかし実際に医療機関で切断手術を受けた者が、まじまじと自分の切断肢を見るということはないでしょうし、人のそれを見ることもほとんどありません。

ここで考えてみたいのが、もし切断者が自分の切断肢を見た場合、それは一人称としての「私の切断肢」なのか、それとも客観的で物理的な肉塊としての三人称の切断肢なのか、ということです。ひとつのとらえ方として、もはや自分の意のままに動かなくなった切断肢は、物理的な次元で存在している「物体としての身体の一部」にすぎないという見方もあるでしょう。しかしながら、切断された肢体は、今まで自分の身体の一部であったものです。ここまでの生活を支えてきた身体の一部であることをもってすれば、ただの肉塊と切って捨てるわけにはいかないような気もします。これは前記でも考察したとおりです。

これに対して、切断者に特異的な現象としての幻視について考えてみましょう。幻視とは、実在しない肢体あるいは肢体の一部をあたかも実在しているように知覚する現象です。ハットリさんがないはずの足先にかゆいようなピリピリした感じを覚えたのがまさに幻肢という現象です。幻視があると、切断者は失った手でコップを取ろうとしたり、失った足で歩こうとしたりして転倒することもあります。ある調査によると、切断者の八割以上に幻視を認めたとの報告もされています。幻視とは物理的な肢体は存在しないにもかかわらず、心理的で主観的な次元では肢体は存在するという奇妙な現象なのです。このイメージとしての肢体は、切断者自身がその実在をありありと感じているという点において、一人称の身体と言えるのかもしれません。

切断者はこれから切断される自分の肢体、切断後の肢体、そして幻視というイメージとしての肢体というそれぞれの局面に対し、様々な思いを巡らせることになります。その意味において、切断という事象は「身体とは私たちにとっていったい何なのか」を考えるうえでまことに興味深いものと言えるのではないでしょうか。

私たちは自分が手足を組んでいることを客観的に観察しなくても知っています。また虫に刺されたとき、自然とその箇所に手を当てることができます。イギリスの神経学者ヘンリー・ヘッドたちは、このように自分の身体の姿勢や動きを制御する際の潜在的な知覚の枠組みを身体図式と呼びました。この身体図式という言葉の概念定義については、研究者間で幅があり、未だ確定はしていないようです。しかし現時点では、身体図式とは身体運動を無意識に調整する主体であり、ダイナミックに変容するものであると言われています。

では身体図式の変容とはどのようなことなのでしょうか。ここでは道具の使用を例に考えてみましょう。道具は使い慣れてくるに従って、道具の先端で対象を感じることができるようになります。箸で食事をするときは、手ではなく箸の先端で知覚します。杖も使い慣れると杖先で地面の状態がわかるようになります。ハットリさんも義足での歩行練習が進むにつれて、義足の足底で床面を知覚することができるようになりました。これはハットリさんの足の身体図式が義足まで延長し、知覚の枠組みが更新したことを意味します。身体図式の変容とは、このように道具を自分の身体の延長として組み込むこと、つまり手足の身体図式が道具まで延長されることであるとすれば理解しやすいのではないでしょうか。

このハットリさんの例からもわかるように、私たちは体性感覚を身体の外に投射しています。体性感覚とは触覚や圧覚などの皮膚感覚や、筋肉が伸ばされたり、関節を動かすことによって感知する身体の位置や動きの感覚のことです。つまりハットリさんは、切断肢で感受する皮膚感覚や動きの感覚を義足まで延長させて、義足でもそれらの感覚を受容できるようになったということになるのです。この際に重要となるのは、義足歩行の繰り返し練習というプロセスです。このプロセスを通して体性感覚は義足に投射され、身体図式は更新されていくことになります。

身体図式が更新されるにあたっては、その前提として、私たち自身の内部世界が確立していることが条件となります。生後間もない乳幼児は、自分の身体全体や身体のそれぞれの部分の相互関係についての概念を持ち合わせていないでしょう。乳幼児は空間で無目的に手足を動かしたり、おしゃぶりしたりしながら自らの身体を探索しています。このようなプロセスを通して、自己身体に関する内部世界は確立されます。医師の塚本芳久によれば、幻肢とは内部世界における身体像に他ならず、その現実感は多くの切断者にとって、実在の四肢と同じかそれ以上であると述べています。そして私たちが感じている身体は内部世界の身体像であって、普段はたまたま実在の身体と一致しているに過ぎないとしています。つまり私たちの「普通の状態」とは、生理的で客観的な身体と心理的で主観的な身体とが微妙なバランスのうえで成立しているということになります。

客観的には「ない」のに主観的には「ある」とする幻肢や、逆に客観的には「ある」のに主観的には「ない」という身体失認という現象を見るにつけ、身体とはいかにデリケートであり、奥深いものであるかを思い知らされます。幻肢という現象が端的に示しているのは、身体とは単なる生理的な物体でもなく、また純粋な意識でもないということでありましょう。身体とは多様であり一筋縄ではいきません。しかし身体と向き合う臨床家は、それでも考えていかねばならない使命があると言えるのではないでしょうか。

第十五章
動きながら見る人・動かしながら見る人

○遠隔感覚としての視覚

眼を受容器とした感覚である視覚は、実に多くの情報を与えてくれます。人間が取り入れる情報量の多くは、この視覚によってもたらされるということです。よって視覚が個人の意思決定に与える影響力は、とても大きなものがあります。この傾向に拍車をかけたのが、テレビを始めとした映像技術の発達です。これらの技術の発達は、ここにいながら地球の裏側のことをリアルタイムに見ることができます。まさに見るという行為は、様々な情報を「離れて持つ」ということになるのでしょう。

このように視覚はここにいながら離れた向こうのものを知覚する能力です。その意味で遠隔感覚ということができます。遠隔感覚というのは、見る者と見られる対象との間に距離があるということです。そこには両者の分離が生じています。つまり視覚とは、見る世界を対象として取り扱うような感覚なのです。

ではこのような視覚からの情報は、黙ってじっとしていれば自然に入力されるものなのでしょうか。確かにじっとしていても自然に視覚情報は入ってきそうな気がします。テレビを見るときに、激しく動き回らなければ画面に映し出された情報を入力できないという人は少ないでしょう。しかし、このときでも眼球は常に動いています。なぜなら外界の対象物を把握するためには、網膜で最も感度の鋭敏な中心窩という部分でとらえる必要があるからです。たとえ頭が動いても、対象物を中心窩上に保持するために眼球は常に動いているということになります。この章では私たちの視覚能力というものが、様々な運動を伴いながら情報を入力しているということについてみていきたいと思います。

ここで登場していただくのはノダさんです。彼女は交通事故によって脊髄損傷となり、車椅子の生活を余儀なくされてしまいました。以下、ノダさんの語りを参照しながら、見ることと動くことの関係について考えてみましょう。

○動いて見るということ

けっこう神社仏閣とか見て回るの好きだったんですよね。でもこんなふうに(車椅子の生活になっちゃったでしょ。ほら、ああいうとこって急な階段とか砂利とかあって、行きにくいじゃな

いですか。だからねぇ・・・。でも行けるとこもあるんで、主人にこれ（車椅子）押してもらってね、行ったりもしてるんですよ。ただ、やっぱりなんて言うのかしら、こう押してもらって見るのと、自分で歩いてね、見て回るのではぜんぜん違いますよ。その、見え方っていうの、ぜんぜん違いますよね。

（中略）

どう違うって、そうねぇ、前より威圧感があるなって感じかしら。なんかうまく言えないけど。あとは…うーん、なんかのぺっと、のぺっとしたようなね。なんて言うのかしらね、こういうの。なんか前とは違うのよね。（ノダさん・六〇代女性）

ノダさんは事故に遭う前は、かなり頻繁に神社仏閣を訪れていたようです。現在でも夫に車椅子を押してもらって出かけているようですが、やはり以前とは訪れたときの印象が違っているようです。では何が違うのでしょうか。それは周囲の風景の見え方だとノダさんは述べています。確かに車椅子を押してもらって見るのと、自分で動きながら見て回るのでは、その見え方には違いがありそうです。ではこの違いの原因として、どのようなことが考えられるのでしょうか。

第一には視点の位置の違いがあげられます。車椅子に乗車すると、視点は立位姿勢よりも当然低くなります。つまりノダさんは、今まで見上げるような場面が増えたということになります。対象物を見上げるのか、または見下ろすのかという行為の違いは、自分という存在の感じ方に影響を与えます。対象物を見上げると、その対象物は大きな存在として認識され、相対的に自分はちっぽけな存在だという気にさせられます。逆に対象物を見下ろすと、自分が大きな存在になったような気になり、大胆になってしまうということもあるのでしょう。してみれば、ノダさんが語っている「威圧感」とは、車椅子になって視点が低くなったことによって感じるある種の圧迫感と言ってもよいでしょう。荘厳な神社仏閣の建築物は、自分の視点が低くなったぶん、より大きく威圧的に感じられたのだと思います。

同じ環境であっても視点が違えば、見え方も違って当然です。そして見え方の違いは、物事の考え方の違いにも直結するでしょう。例えば鳥のように上空から見下ろす場合では、全体的な視野に立った思考が優位になると思われます。「物事を鳥瞰的にとらえられるようになりなさい」という教えは、まさに鳥の視野のように広い観点から物事を考えなさいということでしょう。逆にアリのように地に根ざした視点から見る場合、個人的な生活に密着した思考が優位になるでしょう。車椅子の方と同じ視点にまで腰をかがめることによって、はじめてその方の気持ちに気づくということは、めずらしいことではありません。このように視点の位置というものは、物理的な問題にとどまらず、私たちの精神や思考に影響を与える大切な要素なのです。

次に見え方の違いの第二の原因として、自分で動き回りながら見るのか、それとも人に車椅子を押してもらって見るのかという違いがあげられます。そのことを明らかにするために、ここではノダさんの「のぺっとしたような」という表現に注目してみましょう。「のぺっとしたような」という表現は、凹凸のない平面的なイメージを私たちに喚起させます。ここでノダさんがこの表現を用いたということは、彼女の見る世界が何か薄っぺらで平面的なものになってしまったことを想像させます。なぜ彼女の見る世界はそのように変化してしまったのでしょうか。

例えば美術館で美術工芸品を鑑賞する場面を思い出しましょう。私たちは一ヶ所にじーっとたたずんで見るばかりでなく、頭を動かしたり、場所を移動したりしながら鑑賞するはずです。ここで私たちが行っているのは、様々な視点から対象物を見ることによって、より立体的にいきいきと美術工芸品をとらえようとする営みだと考えられます。彫刻作品が見る角度によって、まったく別の表情を見せるというのはよくある例だと思います。

視覚には一挙に対象物をとらえる力があり、この力は現実に見えている側面をこえて、見えていない部分を想像する能力も含意しているとされます。しかしながら、忘れてならないのは、知覚のあり方は身体状態にも依存するということです。自分の足で歩いて能動的に見て回るのと、車椅子を押されることによって見て回るのとでは、違う世界が立ち現れるでしょう。おそらく前者の方が多様な視点を手に入れることができ、対象をよりいきいきととらえることができるでしょう。ノダさんにとって周囲の世界が薄っぺらなものになってしまった理由はここにあると考えられます。

動き回ることで視野は開けます。新しい視野というものは、自ら動き回ることによって、古い既成のフレームから抜け出るからこそ開けるのです。一説には「見」という字は、「目」に「儿＝足」がついて成り立っているということです。してみれば、見るという行為は単に目単独の営みではなく、足を使って歩くことによって成立するダイナミックなものなのかもしれません。

ここまで見ることと動くことの密接な関係について述べてきました。視覚がその能力を十分に発揮するためには、動くことによって視点を様々に変えていくことが必要です。一定の視点からのみ対象を見るのではなく、多様な方向から見ることによって、その対象はより豊かな表情をのぞかせるでしょう。よくひとつのことに固執して、周囲が見えなくなってしまう人がいます。往々にしてそういう人は、あるひとつの視点からしか物事をとらえられないような気がします。世の中にはいろいろな考え方があることに気づくためには、物事の見方の視点を変える必要があるでしょう。したがって、視覚も物事の考え方も、動きながら視点を変えることによって、彩り豊かなものになると言えるのではないでしょうか。

○穴を見る ― 不在の知覚

ある障害者施設に通うサクラダさん（二〇代男性）の例です。ある日のこと、椅子に座っていた彼の手元を見ると、輪投げ用の輪がしっかりと握られていました。そしてその輪を顔の近くまで近づけたり遠ざけたりしています。左手に持った輪を顔に押し当てるほど近づけたかと思えば、今度は逆に遠ざけて、輪の穴に右手を突っ込んだりしているのです。サクラダさんの表情には笑みが見られ、この繰り返しの動作をどことなく楽しんでいる様子でした。

サクラダさんはほとんど言葉を発しません。そして日常生活における諸動作もうまく行えません。そのような彼が能動的に行っている数少ない動作のひとつがテーブル上における件の手作業です。これらの手作業は一見ただ遊んでいるように思われます。しかし能動的に周囲の環境世界に働きかける機会が少ないサクラダさんにとって、これらの手作業は単に遊んでいるだけなのでしょうか。もしかするとそれ以上の意味があるのかもしれません。ではこの動作には一体どんな意味があるのでしょうか。

そのことを考えるうえでポイントとなるのは輪の「穴」です。サクラダさんが左手に持った輪を遠ざけてそこに右手を突っ込むとき、彼には穴が見えているはずです。そうでなければ正確に右手を穴の中に入れることはできないでしょう。では輪を顔に押し当てるほど近づけたとき（輪の本体部分がまったく視野に入らないとき)、穴は見えていると言えるのでしょうか。

ではここで穴を見るということがどういうことなのかについて考えてみましょう。ここからは心の哲学などを専門とする源河亨の説に依拠しながら論じていきます。穴とは物体がないところであるにもかかわらず見ることができるという興味深いものです。穴を穴として知覚するためには次の二点が重要です。まず穴は依存的対象であるという点です。目の前にドーナツがあるとします。みなさんがこのドーナツの本体部分を全部食べてしまえば穴はなくなってしまいます。このように穴は周りの物体に存在論的に依存しています。

また穴を知覚するためには、依存している対象も知覚しなければなりません。ドーナツの本体部分と境界が完全に視野から外れてしまうほど目に近づけた場合、その人は「ドーナツの穴が見える」という状況にはないと源河は述べています。ある意味「物体がないところ」の穴を知覚する(不在の知覚)には、以上のような条件が必要だということになるのです。

○動かして見るということ

以上のことを踏まえたうえでサクラダさんの動作について考えてみます。ここまで述べたように、穴を知覚するためには本体部分も知覚しなければなりません。サクラダさんが輪を持った左手を顔から遠ざけているとき、輪の本体部分も視野に入るので穴は知覚されていると言えるでしょう。一方、顔に押し当てるほど輪を近づけたときは、その輪を知覚するための依存対象である本体部分が視野に入りません。よって「サクラダさんは穴が見えている状況にある」とは言えないでしょう。つまりサクラダさんは輪を近づけたり遠ざけたりすることによって、穴を出現させたり消去させたりしているということになります。

サクラダさんの動作の意味を考えるとき、この「自分で穴を出現させたり消去させたりしている」という点はとても大切です。自分の手を動かすことによって、穴が見えたり見えなくなったりするということは、能動的な働きかけで世界のあり方に変化をもたらすことができるということに通じます。私たちは周囲の環境に働きかけ、それによって環境が変化することを通して自分という存在の確からしさを得ている側面があります。例えば木彫家はノミで木を彫り出していき徐々にかたちなっていくとき、彫刻家としての自分という存在を確証できるでしょう。そして周囲の環境を変えられる存在としての自分という確証を得たとき、そこにはある種の有能感が生じることになるのです。

先にも述べたように、サクラダさんが周囲の環境に働きかける機会は極めて少ない状況です。よって有能感を感じることも少ないと言えるでしょう。そのような彼が能動的に行えるのが輪を使った手作業でした。自分で輪を動かすことによって、そこに穴を出現させたり消したりできる。これは自分が環境世界に働きかけることによって、世界のあり方を変えることができる営為と言えます。もしかするとサクラダさんは、この繰り返しの営為のなかで、ある種の有能感を得ていたのかもしれません。

サクラダさんは遠ざけた輪の穴に右手を突っ込むという動作をしていました。この動作を穴の知覚（不在の知覚）を確認するものであるととらえたとき、そこには確かに自分で穴を出現させたという追認の意味が込められているのかもしれません。同時にそれは環境を変え得る自分という存在の確認でもあるのではないでしょうか。この動作を行うサクラダさんの楽しげで満足そうな表情を見ていると、「世界に対して何らかをなしうる自分」を奥底で感じているように思われてなりません。動かしながら対象を見る。それによって対象は様々な表情をあらわにします。その表情は自分の働きかけ次第で千変万化していくことを感じたとき、人はそこに世界への参与を感じるものなのかもしれません。

第十六章

建築様式と身体 ―― 畳文化と椅子文化 ――

○座るという文化

伝統的な日本家屋の構造は、まず「座る」というところから出発しており、その視点からすべてが秩序立てられていると言われます。わが国において、この「座る」という所作を支えてきたのは、日本固有の文化である畳という家屋構造でした。私たちは部屋の大きさを畳の枚数で表します。つまり畳は日本家屋における基礎的な単位となっているのです。

普通、畳の部屋は障子やふすまで仕切られています。そのため部屋は多目的に利用することができました。しかし密室性という点においては西洋の個室より低いため、日本人は隣室の人に配慮した身体所作を身につけたことが推察されます。また床の間のある部屋には上下（かみしも）があり、振る舞いが規定されています。このように日本家屋には、一定の構造と振る舞い方のルールが存在し、私たちはそれに沿うように身体所作をつくり上げてきたのです。

一方、椅子に座るという文化は西洋のものです。椅子文化の根底には、人間とは直立して、覚醒している状態こそが本来の姿であるという考え方があります。そのため彼らは、椅子座位のなかにも直立姿勢を求めました。椅子の背もたれとは、上半身の直立を保証するための道具であるという説もあります。かように道具には、その民族の精神性が反映されるものです。そして、その道具の使用が身体所作を規定するという関係性が生まれます。畳上での座位習慣がない西洋人の股関節や足関節が硬いのは、その一例と言えるのではないでしょうか。

姿勢や動作の特徴というものは、個人の習慣や癖だけで決定されるものではありません。私たちの身体所作は、建築様式や衣服や靴、そして様々な道具類などに影響されてつくり上げられます。民族の諸動作というものは、そのような連関のなかでつくられ、そして社会的に共有されていきます。社会学者のマルセル・モースは「行為というものは、たとえ自分の身体に関わるもっぱら生物学的な行為であっても、外から、上から強制されるものである」と述べています。例えば歩行という自律的であり、かつ意識のおよばない動作であっても、手の位置や足の運びまでもが社会全体で共有されており、それを強制しているのは、その地域の社会的文化背景であるということなのです。

以上のことを踏まえたうえで、この章では建築様式や家具と身体所作との関係についてみていきます。昨今の新築マンションなどはフローリング中心で、畳部屋がないところも多くなってきている印象があります。せいぜい部屋のコーナーに、置き敷きの畳を設置する程度が関の山なのではないでしょうか。このように建築様式が変化してきたということは、それに伴って日本人の諸動作の特徴も変化してきていることが予想されます。したがって、ここでは畳文化で生活してきた人と、椅子文化で生活してきた人を比較しながら、身体に与える影響の差異について考えてみたいと思います。

○僧侶という身体

まず登場してもらうのは、僧侶として長年にわたって畳文化で生活しているスガワラさんです。スガワラさんは脳梗塞で入院しましたが、幸いにも麻痺は軽く、日常生活はほぼ自立に至るまでに回復しました。下記の語りは脳梗塞発症後から二ヶ月目のものです。

これくらいだったら普段の生活には差し支えないと思います。ただ住職という仕事柄、正座して書きものですね、やれたらって希望はもってます。まあ、どうもね、やはり正座じゃないと具合が悪いと。まあ、私としてはそう思うんですよ。ほら、枕腕ってありますでしょ。左手にこう(右手をのっけて書くやつ。それでね、細かい字を書くんですけどね。まあ、どうでしょう。そうい

った細かい作業がね、やればいいんですけど。（スガワラさん・七〇代男性）

スガワラさんは畳に正座をして、文机で作業することが多かったようです。正座で毛筆を用いて書きものをするという身体所作は、スガワラさんにとって慣れ親しんだものです。だからこそ正座での作業ができるようになることを望んだのでしょう。

正座は下肢の血管を圧迫し、血流を阻害するというデメリットがあります。しかし一方では、あぐらに比べて骨盤は起きており、上半身はまっすぐに正されています。そのため腰や内臓への負担が少なくてすむというメリットもあります。そして何より、正座はどこか凛とした雰囲気を漂わせた姿勢です。これは茶道や能といった伝統文化や芸能が、正座で営まれていることからくる感覚なのかもしれません。

座敷で目上の人にあいさつをするときは、正座となるのがマナーでありましょう。マナーとは、人間関係を円滑に運ぶための型をもった規範と言えます。そのため人は、その場その場で要求されるマナー（型）から逸脱した行動をとることに躊躇するのです。膝の悪い人であっても、お茶やお花のお稽古を続けるために正座を望むのは、こういったところに理由があるのではないでしょうか。

こうしてみると、スガワラさんが正座を望む最たる理由は、僧侶としてのマナー（型）を堅持することによって、「僧侶としての自分という存在」を自己承認したかったためなのではないでしょうか。僧侶という聖職の営みには精神性が伴ってしかるべきです。その精神性が凝集されたひとつの形が正座です。誰しもあぐらで頬杖をついた「だらしない」姿勢で書かれたお札よりも、正座で書かれたものの方がありがたいと思うのではないでしょうか。私たちは型のうちに精神をみます。「祈る姿勢が宗教心をつくる」とはパスカルの言葉ですが、外見が中身を醸成するということもあるのです。脳卒中によってうまく動けなくなった人が、病前の身体所作にこだわるのは、その所作の背景にある精神性への思慕なのかもしれません。

さて、スガワラさんの希望はもうひとつ、枕腕という技法によって字が書けるようになりたいということでした。枕腕法とは、左手の指をそろえて机の上に置き、それを枕のようにして右手を乗せて運筆する方法です。一般的には小文字を描くのに適している筆法とされています。

筆者はスガワラさんの希望をかなえるべく、リハビリテーション室のテーブルと椅子で枕腕法の練習をしたことがあります。しかし、どうしても調子がでませんでした。その理由は大きく二つ考えられます。一つ目は、普段スガワラさんは正座で書きものをしているため、姿勢が大きく異なっていたこと。二つ目は、自宅の文机とリハビリテーション室のテーブルが、まったくの別物であるということです。

先に述べたように、正座とは骨盤が起きて上半身が正される姿勢です。また、わが国では相手に礼をつくす姿勢でもあります。椅子座位でも骨盤を起こして上半身を正すことはできますが、正座になれたスガワラさんにとって、それはかなり意識して行う必要がありました。さらには机上面の材質が異なっていたこともあり、そのため肩に力が入ってしまい、流麗な筆運びとはほど遠いものになってしまったのです。

人はそれぞれの社会において、伝統的な流儀に規定されながら行動しています。あらゆる身体的営みの実践は、それが展開される「場」を必要とします。そしてこの「場」には、歴史的な所産としての様式、慣習、制度が形づくられているのです。これをスガワラさんの場合に当てはめてみましょう。まず僧侶という営みの実践は、寺院という場で行われることになります。そして寺院、ひいては仏教界には、共有される集合的な様式やルールが存在するはずです。スガワラさんの身体所作は、まさにこのような構造化された体系のなかで育まれてきたのです。和室中心の畳文化のなかで、正座を常として営んできた身体所作は、スガワラさんの深層に内在化されていると言えましょう。

人の身体所作というものは、伝統的な労働や建築様式、そして家具や道具など生活文化との連関のなかでつくられます。労働の実践が私たちの身体所作に影響を与えるように、どのような道具を使うのかも身体に影響を与えます。食事のときに箸を使うのか、それともフォークとナイフを使うのかによって、その所作は当然異なるものとなります。別の言い方をすれば、道具の構造がある種の身体の使い方を要求するということになりましょう。もはや家具や道具は、身体所作の一部として、私たちに組み込まれているといってよいのではないでしょうか。

僧侶としてのスガワラさんにとって「書く」という身体所作は、畳という日本の建築様式が育んできた正座と、その空間状況にマッチした文机という道具との有機的な連関のなかでつくられたものです。文机でもテーブルでも机上面で何らかの行為を営むことはできるでしょう。しかし、そこに向かう身体所作は同じではないのです。よって畳文化での身体所作が内在化されているスガワラさんに、テーブル、椅子座位という異なる文化様式で「書く」という営為を要求しても、しっくりこないのは当然と言えるでしょう。

以上のようにみてくると、他国の文化を取り入れるということは、その文化に根ざした身体性をも取り入れるということになります。よって注意していないと、その民族特有の身体に根ざした知性や精神性も融解してしまいます。そのうち民族のアイデンティティも瓦解してしまうのではないかと考えるのは杞憂に過ぎないのでしょうか。いま一度熟考してみたい問題です。

○しゃがめない若者

次に登場してもらうのは、脳出血で入院した二十代のコンピュータプログラマーのミナミさんです。ミナミさんは和室とは縁のない生活してきた若者でした。彼のライフスタイルは、フローリングの部屋で椅子やソファーに腰掛け、寝るときはベッドを使用するというように、典型的な椅子文化の人と言えるものだったのです。

ミナミさんの希望はパソコン操作ができるようになって、早期に職場復帰したいということでした。そのため椅子座位でパソコン練習を行ってもらいました。その際、ミナミさんはパソコン機種の違いによる若干の違和感を覚えたようでしたが、スガワラさんのときのような、基本的な姿勢の違いからくる絶対的な不和感はなかった様子でした。これは椅子座位で前面のパソコン画面を見ながらキーボード操作を行うという基本的な姿勢が、仕事での実践と練習場面で大きく違わなかったことによるものと考えられるでしょう。幸いにもミナミさんの麻痺は軽度であったため、パソコン操作は上達し、その後無事に職場復帰を果たしました。

さて、このようなミナミさんでしたが、彼の身体を診ていて気になることがありました。それは股関節や足関節が硬いということです。そのためミナミさんは踵をつけたまましゃがみこんだ姿勢（いわゆるヤンキー座り）をとれないことはもちろん、蹲踞（力士のしゃがんだ姿勢）も不安定な状態でした。したがって和式トイレなど絶対に使いたくないと強く言っていたのが印象に残っています。

昔、学生のときなんですけど、トイレ行きたくなって行ったら、そこ和式しか空いてなかったんですよ。もう限界って感じだったんで、とりあえずそこ入ったんですけど、しゃがんでるの辛くて、途中、二、三回立ち上がったっていうの覚えてますね。もー辛くてね、二度と使いたくないって感じですよ。（ミナミさん・二〇代男性）

なんとなく身につまされる話です。確かに洋式トイレに慣れた身体にとっては、和式トイレでしゃがみ込んで用を足すのは酷と言えるでしょう。特に昨今のしゃがむことが苦手な若者にとってはなおさらなのではないでしょうか。

整形外科医の帖佐悦男は、現代の小中学生は足関節が硬いため、踵をつけたましゃがみ込む姿勢をとれないと述べています。そしてこのような現代っ子は、やがて変形性関節症などのロコモティブシンドローム（運動器症候群）になってしまう可能性があることを示唆しています。

先に私たちの身体的な立ち居振る舞いは、建築の様式と有機的に連関しながらつくられることについて述べました。椅子文化中心の生活を送ってきたミナミさんにとって、しゃがんだり正座をしたりする習慣はほとんどありませんでした。そのため畳文化で生活し、そのなかで下肢の屈伸を頻繁に行っていたスガワラさんに比べ、股関節や足関節の柔軟性は劣っていたのです。建築様式の西洋化によって、従来の日本人が有していた下肢の柔軟性が失われているとすれば、そのような傾向は今後も続くことが予想されるでしょう。

畳文化の衰退が、しゃがんだり正座したりする座の文化の衰退と並行して進むとき、そこで失われるのは日本人の身体システムそのものです。では身体のシステムとはどのようなものなのでしょうか。それは私たちの身体所作というものは、身体とそれを取り囲む環境、そしてそれが実践される社会の構造との相互作用によって規定されるという一連の体系を意味します。住居から畳が消え、現代のマンションに代表されるような近代建築が主流となれば、そこに配置される家具も椅子やソファー、そしてベッドなどにとって代わられるでしょう。家具は私たちの身体所作を規定するという点において、もはや身体の一部なのです。パソコン・デスク・椅子という道具の配置は、私たちに椅子文化での身体所作を要求してきます。これは筆・文机・正座という身体システムとは明らかに異なる体系なのです。

してみれば、畳上の座文化を放棄し、西洋式の家具に囲まれて暮らすということは、身体の西洋化が進むということになりそうです。しかし、どうでしょう。私たちを取り囲む環境が変容したといっても、すべての物質文化が駆逐されてしまったわけではありません。それに脈々と受け継がれてきた民族の身体感覚というものは、そうやすやすと変わってしまうものではないのではないでしょうか。

例えば私たちは家に入るとき靴を脱ぎます。靴を脱いだところは内であり、靴を履いて出たところは外です。近代以降、日本人は靴という西洋式の履物を取り入れましたが、その着脱によって内と外を区別するという身体感覚は変わっていないのではないでしょうか。

住宅で靴を履いて過ごす西洋型の習慣は日本人の身体にはなじみません。私たちは、無遠慮に相手の気持ちを踏みにじる行為を「心に土足で踏み込む」と表現し、そのようなことは慎むべきことを知っているはずです。このような言い回しにも身体感覚は生きていると言えましょう。

異文化を表面的に取り入れることは容易かもしれません。しかし身体所作として根づくには、その文化的背景を自覚することなしには難しいでしょう。グローバリゼーションが叫ばれる昨今、私たちはそのことに自覚的になるべきではないでしょうか。

第十七章　リアリティの基盤としての触覚

○皮膚 ― 触覚の重要性

脳卒中の後遺症のひとつに感覚障害があります。感覚が麻痺することによって、物をうまく持てなくなる、足で地面を踏みこんでもその状態がわからなくなるということがあります。私たちは周囲の環境に働きかけながら、積極的にまわりの情報を取り入れようとしています。コップを持つという単純な動作であっても、その形状や重量、そして表面の温度などの情報を取り入れながら、それに合うように持っているのです。このとき感覚が鈍磨していて、うまくコップの情報を取り入れられないとしたらどうなるでしょう。おそらくぎこちない持ち方になるか、そうでなければコップを落としてしまうでしょう。また温冷覚がわからなければ火傷をしてしまうかもしれません。してみれば、感覚障害を負った脳卒中者が、いかに混乱した世界に突き落とされているかは推して知るべしでしょう。

興味深い話があります。体表温度と同じ三四度の硫酸マグネシウム水溶液で満たされたアイソレーションタンクという容器に裸体で入ります。そして光と音を遮断すると、視聴覚、皮膚感覚がほぼ遮断され、自己が身体から離脱するような体験が得られるそうです。これは皮膚感覚が乏しくなると「いま、ここにいる私」という意識が希薄になることのなによりの証拠です。つまり皮膚感覚は、空間における自己定位を意識させるのに重要な感覚と言えるでしょう。

人間の視覚は生後すぐには役に立ちません。最初に周囲の環境世界を認識するのに役立つのは皮膚感覚なのです。その物の形や肌触り、そして大きさなどの認識は、最初のうちは皮膚感覚に依存します。成長するにつれて、皮膚感覚や体を動かしたときの運動感覚と視覚情報が結びついていくのです。

臨床心理士の日比裕泰はおもしろい例を紹介しています。四歳児の描いた人体像は、顔や手がアンバランスに大きい傾向にあります。これは私たちの脳機能が、まるで地図のように脳の場所によって分業していることに関係しています。感覚機能も同様であり、脳の場所ごとに顔、手、足と機能が分化されています。そのような「脳地図」を見ると、顔や手の場所は、他の部位と比較すると大きくなっていることがわかります。これは体幹（胸や背中）などと比べて、顔や手は微細な感覚を認識することに由来するのでしょう。よって脳内の感覚地図を人形で表すと、顔と手が極端に大きな人体像になるのです。この人体像はホムンクルス（脳の中の小人）と呼ばれています。実は視覚機能の十分に発達していない三歳前後の幼児の身体イメージは、このホムンクルスのように顔や手が極端に大きいのではないでしょうか。だから人間の絵を描かせると顔や手が大きくなってしまうというのです。これが成長とともに視覚イメージが優位になってくると、バランスのとれた人の絵を描けるようになるのです。

この例からもわかるように、私たちの根源的な感覚は皮膚感覚―触覚であり、これこそが空間における自己定位の基礎と言えるでしょう。本章ではこのような触覚の重要性について考えてみたいと思います。

○触れるとは情報をつくり出すこと

一九六〇年代から七〇年代にかけてヒットしたゲームに「手さぐりゲーム」というものがあります。これは絵カードと同じ品物を箱の中から手探りで探し当てるというゲームです。筆者も遊んだ覚えがありますが、このゲームは実によく手や指を使います。いち早く品物を探り当てようと、握ったり、つまんだり、輪郭をなぞったりとせわしなく手指を動かしたものでした。このように手で自由に触れることによって生じる対象の知覚をアクティブタッチ（能動的触覚）と言います。

なぜ私たちは物に触れるとき、さかんに手指を動かすのでしょうか。じっと静止して持っているだけでも「物を持っている」という感覚は伝わってくるかもしれません。しかし、その対象物の微妙な形や硬さ、そして肌触りなどは、手指を器用に動かさないと感じ取るのは難しいと言えるでしょう。

例えば対象物を手で包み込めば、その物の全体の形や体積がわかり、それを持ち上げれば重さを知ることができます。また手を押しつければその硬さがわかるでしょう。細部の形を知りたいときには、手指で輪郭をなぞることになります。してみれば、私たちが積極的に手指を動かすことの意味とは、知りたい情報をモニターしているということになるでしょう。これは言い方を変えれば、「知りたい情報をつくり出している」とも言えるのではないでしょうか。同じ物に触れた場合でも、触れ方を変えれば皮膚の変化の度合いや様式は異なってきます。私たちはその差を感知して、その対象物についての様々な特性を知ることになるのです。このとき手指の皮膚は対象物の特性を探る検知器として働くことになります。

このようにみると対象物の特性というものは、私たちが身体としてどのように能動的に関わったかという経験を反映するということになります。わかりやすい例をあげましょう。ここに弾性ゴムボールがあります。屈強な若者が握ればボールは大きく変形するでしょう。一方、麻痺のため握ってもほとんどボールを変形させられない人もいるかもしれません。このときの両者にとって、このボールの弾性についての知覚は、おそらく異なったものとなるでしょう。すなわち屈強な若者には柔らかいボールとして、麻痺のある人には硬いボールとして経験されるということです。つまり物の特性というものは、身体としてどのように関わるかという経験として現れると言うことができるのです。

うちのがこれ握んなさいって買ってきたボール、イボイボのついたやつと、普通のやつ、あるでしょ。あれ最初はね、こっちの手（麻痺側の手）に握らせてもわかんなくてね。どうしようって思ったけど、だいぶね、イボついてるとかわかるようになりましたけど。でもあれ、最初硬かったよ。もう力入んなくてねー。今はね、だいぶつぶせるようになったから、そんな硬いとは感じなくなったけどね。それがね、ちょっとうれしいっていうか、そんなとこですかね。（ヤマダさん・七〇代男性）

ここで脳梗塞発症三ヶ月目のヤマダさんの語りをみてみましょう。発症当初は他人の手のように何も感じなかったヤマダさんの手も、三ヶ月目になるとだいぶ動くようになりました。ここでは普通のボールとイボのついたボールの違いがわかるようになってきたことが語られています。つまりそれだけ手の自由度が向上し、対象物の特性を検知することができるようになったということでしょう。そして過去と現在のボールの握りつぶし方の違いに言及し、最初は硬く感じたと述べています。同じボールであっても、時間の経過によって感じ方が違うということは、ボールという物体を通して、過去と現在の自分の状態の違いに気づくということです。私たちは常にこの世界との関わりを通じて、自分という存在を認識します。自分の働きかけによって世界が変わるとき（例えば握ることによってボールが変形するとき）、自らの有能感は育まれ、自分の存在の確からしさを知ることができるでしょう。その際、私という存在を根底から支える重要な感覚が触覚なのです。ヤマダさんの感じたうれしさは、このようなことに裏打ちされたからこそと言えるでしょう。

○触覚は世界にリアリティを与える感覚である

ここまで触覚が私たちと世界を結ぶ根源的な感覚であることについて述べてきました。触覚があるからこそ「いま、ここにいる私」という存在を確信できます。そして対象に触れることによって、そのもののリアリティを実感できるのです。哲学者のミンコフスキーは、もし触覚がなければ、他の感覚でとらえた世界の相貌はすっかり変わってしまい、この世界は雲散霧消してしまうだろうと述べています。このように触覚とは、世界と私の関係を成立させる基盤となる感覚なのです。

しかしどうでしょう。現代社会はテレビやコンピューターなどの映像メディアによる視覚情報にあふれています。一般的に人間が外部から与えられる知覚の多くは視覚であると言われています。生後間もないころは触覚優位であっても、成長するに従って、触覚は視覚に従属させられるようになっていきます。ある物体の大きさを判断するとき、見た感じ（視覚情報）と触った感じ（触覚情報）が異なる場合、私たちは見た感じに頼ってその大きさを判断する傾向にあります。つまり視覚と触覚の情報が矛盾するときは、視覚のほうを信じやすいということです。このように視覚は個人の意識の決定に大きく影響するのです。

しかし視覚は対象との間に距離をとることによって得られるものであり、その意味では遠隔感覚と言えるでしょう。よってどちらかというと、世界と構成的に関わる感覚でありましょう。対する触覚は対象に直接触れる近接感覚としての傾向が強いので、そこにリアリティが生まれる感覚と言えるでしょう。そしてそのとき、より根源的な快、不快といった情動が生まれ、私たちの意識や行動に影響を与えるのです。私たちはこの根源的な感覚である触覚の大切さについて再認識する必要があるのではないでしょうか。

人類学者の山際寿一によると、人間と類人猿の違いは食物を持ち帰って仲間に再分配できるかどうかにあると述べています。これはその場で食べたい欲望を抑え、仲間の気持ちを理解する共感力の発達なしにはできないことです。人間は仲間に食物を分け与えることによって、共同体をつくってきました。この過程には、人間が言葉を持つ以前のコミュニケーション、例えば握手や抱擁のように触覚を介した交流が重要であるとのことです。山極は身体性の希薄になった現代においては、生身の身体を通した人々の交流こそが大切であることを説いています。

よって他者の気持ちを思いやり、共感する力を育むには、幼い頃から多様な触覚経験を積み重ねることが推奨されることになるでしょう。ある研究では、裸足で遊ぶことや泥んこ遊び、そして両親とのスキンシップが少なかった人は、情緒不安定になったり、他人との関係がうまくとれなかったりする傾向にあると報告しています。精神分析医のアンジューは、皮膚感覚は人間の子供を出生以前から限りなく豊かで複雑な世界へと誘うと述べています。換言するなら、皮膚感覚は知覚—意識系をめざめさせ、存在感覚の基礎を形づくり、最初の心的空間形成の可能性をもたらすということなのです。つまり皮膚で触ることによって生じる触覚は、私たちにとって最も信頼できる世界認識の機能であると言うことができるでしょう。したがって共感力を育み、豊かなコミュニティを再生するためには、ゲーム空間のようなバーチャルな世界に没入するだけでなく、皮膚感覚＝触覚でつき合う経験を多くすることが必要なのです。今一度、私たちは世界にリアリティを与える触覚の重要性を認識したいものです。

第十八章　身体周囲の空間を意識するということ

○ペリパーソナルスペースとは

文化人類学者のエドワード・ホールは、身体の外側には他人に近寄られると不快に感じる空間があり、そのことをパーソナルスペースと呼んでいます。特に手を伸ばせば届く範囲の近位空間はペリパーソナルスペースと呼ばれ、この領域内にある人や物を自分の身体の一部であると感じる傾向にあります。鍛冶職人が金づちを自分の手の延長としてとらえているのがいい例でしょう。これらは目には見えない心理的な境界であり、文化や民族、そして個人の性格などによって差があるとされています。してみれば、私たちの外界との境界は、皮膚を越えて周辺まで広がっているということになりそうです。

このような身体周囲の空間は、他者の接近によって微妙に変化します。こころを許した相手であれば、身体周囲の空間をゆるめて受け入れます。反対に警戒アラームが鳴り響いているような相手であれば、身体周囲の空間を固めて拒絶するでしょう。臨床発達心理士の山口創は、このことを裏付けるような実験を紹介しています。実験参加者に協力的な人物と非協力的な人物が近づいてきたときの、実験参加者のペリパーソナルスペースを測定した実験です。結果、協力的な人物が近づいてきた場合だけ、実験参加者は相手をペリパーソナルスペース内に入れることを許容しました。そして実験参加者の脳は相手の身体と融合した感覚を持つようになったそうです。

リハビリテーション医療の現場においては、患者の身体周囲の空間がどのような状態なのかを把握することは重要です。なぜならセラピストの治療には、患者の身体への接近、接触という「身体周囲の空間を越境していく行為」が不可欠だからです。身体周囲の空間を越境していくためには、その空間がどのような状態かを察知しなければうまくいかないことは論を待たないでしょう。今回は二人の方を例にあげ、身体周囲の空間を意識しながら介入することの重要性について考えてみたいと思います。

○侵入を拒む空間

肩関節周囲炎の患者ノモトさん（六〇代・女性）を治療したときのことです。まず驚いたのが異様な外見でした。大きな黒いサングラスにマスク、そしてキャペリン（つば広帽子）を被っており、まったく表情が読めません。また真夏にもかかわらず厚手の長袖シャツに白い手袋、下はスパッツという格好です。治療用ベッドには持参したタオルを敷き、枕にはハンカチを載せていました。姿勢はといえば常に腕組みをしており、両手はわきにしっかりとつけています。ノモトさんの身体周囲の空間は、あきらかに外界との接触を拒んでいるように見えました。

姿勢とはその人がこの世界に存在し、世界に触れているまさにその形です。腕を組み両手をわき腹につけている様はガード姿勢であり、自分をしっかりと抱きしめている、つまり身を守っていることに他なりません。これがこの姿勢をとる人の世界と人間に対する存在のしかたなのです。この説に従うなら、このノモトさんは鎧をまとって外界から自分を守ろうとしていると考えることができます。まさに自分の殻に閉じこもった状態でした。

さて、このような状態ですので、治療にはずいぶんと難渋しました。まず問題だったのが、ノモトさんの身体周囲の空間が固すぎて、相手に触れることができないということです。触れようとして手を伸ばすと、外部からの有害な侵入物を防ぐかのように身を固めてしまいます。口では「お願いします」と受療の意思を示しますが、身体は「ノー」と告げているのです。それでもなんとか触診しようと肩甲骨に手を当てました。しかし皮膚や筋肉は柔軟性を失い、肩甲骨は胸郭に張りついたように動きません。ノモトさんは苦悶の表情を浮かべるだけで、一向に治療は進まなかったのです。

そこで接触は一旦放棄して、まずはノモトさんの固すぎる身体周囲の空間をゆるめることから始めました。では「身体周囲の空間をゆるめる」にはどうしたらいいのでしょうか。ここで先述したペリパーソナルスペースの測定実験を思い出しましょう。この実験では協力的な人物が近づいてきた場合だけ、相手をペリパーソナルスペース内に入れることを許容していました。これを参考にするなら、まずセラピストがノモトさんに信頼され、協力的な人物であると認識してもらうことが重要となります。そこでまずはアイコンタクトをとりながら、ノモトさんの話を傾聴することから始めたのです。

ノモトさんは建築関係の会社の社長という重責にある方で、ちょうどこの時期、仕事上のトラブルで人間不信に陥っていました。そこに肩の痛みが重なり、心理的にかなり追い込まれた状態だったのです。ノモトさんの身体周囲の空間の固さは、仕事上のトラブルと肩の痛みという二重の心理的苦悩が反映されたものだったのかもしれません。このように初回の治療では多くの時間を傾聴に割き、身体への接触は極力控えるようにしました。

二回目の治療では前回よりも若干警戒心が薄らいだような雰囲気がありました。しかし姿勢はというと、しっかりと腕組みをしており、両手をわきにつけたガード姿勢をとっています。そこで私は閉じた身体を開いてもらうため、ノモトさん自身に動いてもらい、その動きを身体の内側から感じてもらうことにしました。最初に意識を身体の中心に集中してもらい、徐々に外側に移動させていき、開かれた身体にしていくのです。

具体的には以下の手順で行いました。治療用ベッドに立膝の状態で仰向けになります。両膝の内側をつけたまま左右交互に倒します。それに伴って骨盤が回旋しますので、その動きを注意深く感じるようにしてもらいます。そしてその動きは脊柱にも連動して伝わりますので、今度は脊柱の動きに意識を集中させます。脊柱の下から上に意識を移していき、肩甲骨付近まできたら、今度は肩甲骨の動きを感じるように指示します。

肩甲骨の動きを感じられるようになったら、両上肢を上にあげます（肩関節九十度屈曲位）。そして上から誰かに両手を持たれ、上下に揺さぶられているかのように動かします。このときの肩甲骨の動きを感じるように意識してもらいます。

最後に意識を両指の先に集中させて、上肢を「大の字」の上部のように横に広げていきます。同様に閉じていた膝も開いて「大の字」の下部のように横に広げます。ここまでくるとだいぶ身体は開かれた状態となり、身体周囲の空間もゆるんできたのです。

ここまできて、ようやくノモトさんの身体に触れて治療ができる状態になりました。そして数回の治療を繰り返し、無事に外来治療は終了となりました。

○空間をていねいにやさしく扱う

次は障害者施設に通う脳性麻痺のコジマさん（二〇代・男性）です。コジマさんは外界からの刺激に対してとても過敏な方でした。触られるのはもちろんのこと、ちょっとした音に対しても過剰に反応し、全身をつっぱってしまいます。

そのようなコジマさんなので、介入するときにはかなり繊細な注意が必要です。不用意に近づこうものなら、それだけで全身を反り返して拒絶されます。一度過剰反応のスイッチが入ってしまうと、その後が大変なのです。したがってコジマさんに近づくところから勝負は始まっています。横になっている彼の身体周囲の空間をいかに乱さないようにするか、まずはそのことに全神経を集中します。

空間をていねいに扱うことについて、舞踏家の天児牛大は興味深い例で説明しています。なにもない空間、部屋で複数の人が任意の場所に生卵を立てて行き、立った卵をその場に残し、それらを倒さないようにもどって来るというレッスンを行うのだそうです。倒さないようにもどって来る場合、多くの人はそれらの卵を見ながらもどることはなく、歩行は日常の速さよりゆっくりで、足裏は踵から爪先へていねいに床面に触れ、膝は少し折り曲げて、腰の高さもおのずから多少下がった位置になります。空間そのものをていねいに扱い、空気も大きく乱れることがない。

空間への意識と身体の変化は、任意の場に向かったときと比べ格段に異なるということです。

どうですか。とても治療に役立つ例だと思います。立てた卵を倒さないように、やさしくていねいに空間を移動する。そのとき空気の乱れは最小限に抑えられ、相手の身体周囲の空間を越境できる可能性が開けるのです。私もコジマさんに近づくときは、仮想の卵を倒さないように意識しながら移動することを心がけていました。

さて、卵を倒さないようにやさしく近づけたら第一段階はクリアです。次はいよいよ接触を試みるわけですが、これがまた一苦労。乱暴に手を伸ばせば、たとえ触れていなくても全身を反り返します。やはりここでも周囲の空気を乱さないようにやさしく手を差し出します。そう、周囲の卵を倒さないように意識して。ここまできてやっとタッチが可能となるのです。

このようにみてくると、身体は周囲の空間まで延長していると言えるかもしれません。セラピストとして忘れてならないのは、私たちは相手の皮膚に触れる前に、すでに相手の身体の延長としての空間に触れているということです。コジマさんとの関わりのなかで、改めて気づかされました。

従来、皮膚は何らかの対象物に触れることによって受容器が反応し、そのものの感触を知覚する近接感覚だと考えられていました。しかし研究の蓄積により、皮膚は視覚や聴覚と同様に、対象に接していなくても様々なものを感じている可能性が指摘されています。その一例として、皮膚が「音を聞いている」可能性があるという見解があります。音楽家・山城祥二として知られる科学者の大橋力は、ガムラン演奏により奏者がトランス状態になるのは、耳には聞こえない超音波の影響であることを発見します。そして超音波を含む音は含まない音に比べて、脳のα波（リラックスしたときの脳波）が強くなり、脳幹などの神経活動が活性化していました。しかし音を通さない物質で全身を覆い、その状態で超音波を含む音を聞くと、生理状態への影響はみられなくなったそうです。またイヤホンで超音波を含む音を聞かせても影響はなかったということでした。つまり超音波が直接皮膚に達したときのみに影響がでるということが推察されるのです。そこで大橋は、超音波を知覚するのは皮膚ではないかという仮説を提唱しています。

このような皮膚機能の可能性を考えると、皮膚に接触するという行為は、相手の皮膚に直接触れる前から、すなわちペリパーソナルスペースに侵入する段階から始まっていると言えるのかもしれません。

ここまで二人の方を例にしてお話してきました。ノモトさんの場合、言葉によるコミュニケーションが可能だったので、対話を重ねながら、ノモトさん自身に身体を動かしてもらうことによって周囲の空間を開いていきました。一方、コジマさんはコミュニケーションによる信頼関係の構築が難しい方でした。よって相手のペリパーソナルスペースに乱暴に侵入するようなことは慎み、身体周囲の空間をやさしく扱うように意識しました。いずれにしても身体周囲の空間＝ペリパーソナルスペースを意識してコントロールしていくことは、患者とセラピストの関係性をより良い方向に発展させるための礎となります。今後もていねいに扱っていきたいと思います。

第十九章

運動経験と「できる感」の発生

○形をなぞるだけではダメ

私たちは新しい動き方を覚えるとき、身体のそこかしこを意識するはずです。例えば新たにテニスを始めたとしましょう。最初はラケットの振り方や足の運び方が気になり、かなり意識的になるのではないでしょうか。短距離走も同様です。速く走るためには「腹を締めて走る」、「足でトラックをつかむように走る」など身体各部位に意識のポイントをおいて走る練習を行います。しかし、練習を積み重ねていくうちに、そのような身体への意識は徐々に薄れていきます。そして自然とボールを打ち返したり、速く走れたりするようになります。このとき全体の動きからぎこちなさは消え、流れるようなフォームとなっていくのです。

芸の習得にあたっても身体への意識は大切です。女形歌舞伎役者、四代目中村雀右衛門は「色気は技術」であると言っています。色気を出すためには、指の角度、首の傾げ方、そのときどこを見るのか、声の高低、間の取り方を意識的に行い、身体に叩き込むのだそうです。

「肩幅の広い男性が、女形として踊るときには、肩胛骨を背骨のほうに寄せて、その状態で肩を下げ、腰に力を入れていきます。そうやって、女性の華奢なさまを表わすようにするのです。腰を入れて、身体を締めていくまでは、女も男も同じですが、そこから、女性は、いったん締めた身体を、女の情感で開いていくわけです。反対に、女形は、その状態で、身体も心も、女性としての自分に集中させていくと申しますか。」とその著書（中村雀右衛門著『私事　死んだつもりで生きている』41～42頁）の中で述べています。

無論、これら「色気の技術」は長年の修練によって役者の身体に沈殿していき、意識しなくても所作として現れるようになるのでしょう。同じく歌舞伎役者の五代目中村時蔵は、身体の動きを意識しているようでは、芸の極みには達せないのではないかと述べています。以下は六代目中村歌右衛門に芸を教わったときのエピソードです。ひと通り形ができるようになった時蔵は、歌右衛門から「芝居がつまんない」と言われたそうです。これを受けて時蔵は、動き方は覚えられるがそれでは演じていることにはならない、すなわち「役になりきる」ことはできないことを悟ります。つまり形をなぞるだけではダメで、それが身に染み、そういう場面ではそういうふうにしか動けないような境地に至ってこそ「役になりきる」ことができると言うのです。

さて、治療場面においても、脳卒中などによって解体してしまった身体の動かし方を再構築するときには、意識的に動いてもらうことがあります。例えば「もう少し背筋を伸ばして歩いて」、「肩を引き上げないように手先から伸ばして」などの声かけは、臨床ではよく行われます。確かに患者さん自身、自分の身体の動かし方について無自覚な面が多々あります。そのようなとき、セラピストが適切な声かけをすることによって、患者さんに身体への気づきを促すことは大切なことでしょう。しかし、いつまでもセラピストの指摘に頼っているわけにはいきません。最初は意識的に身体を動かすでしょうが、やがては意識しなくても自律的に動けるようになることが重要なのです。

ここで第六章に登場した脳卒中者のタムラさん（七〇代・男性）の例を思い出してください。彼は利き手に麻痺があるため、うまく食べ物を口に運ぶことができません。そのため非利き手で食べるので、口の周りを汚してしまうことがあります。そのチェックのために鏡が必要とのことでした。タムラさんは手や口の動きをかなり意識しながら食事をしているそうです。そして常に自分の顔が汚れていないかをチェックしています。そのためでしょうか、タムラさんは食事の時間が憂鬱だと言うのです。

食事は箸やスプーンなどを使って食べ物を口に運びます。しかし、食事のように日常生活において習慣化した行為では、「私が動いている」のにもかかわらず、動いているという動感意識は関心の外に出てしまっています。箸を持って手を伸ばし、食べ物をつまんで口に運ぶという一連の動きは、意識しなくても身体がこれを了解しています。このような流れつつある運動を身体が了解することは「身体化」と呼ばれています。つまり運動というのは、あらかじめ意識された空間上の点へと自らの身体を運んでいくようなものではないということです。したがって、自分の手の動きを意識してしまっているタムラさんは、食事行為を構成する諸運動を身体化しているとは言えないでしょう。

ここまでみてきたように、芸でもスポーツでも、そしてリハビリにおいても、新しい動き方を学ぶ初期段階では身体を意識して使うことが要されます。しかし、このような意識はやがて背景に退き、新しい動き方は流れるように洗練化され、身に沁み込んでいかなければなりません。リハビリの患者さんは新しい動き方の再構築に苦労しています。その苦労の根幹には、どうやら「動きつつある感じの様態」をつかみきれないという問題がありそうです。たとえ動作の外形は似せられても、私がいま、いきいきと動きつつあるという動感が発生しないと、その動きは身体化していかないのではないでしょうか。

○ウィービングで体重移動

ここで「動きつつある感じの様態」をとらえるうえで、昔の運動経験が功を奏した例を紹介しましょう。最初の例は、脳出血で入院していたヤマウチさんです。彼は若い頃にボクシングの経験がある人でした。ある日、なんとか杖なしでも歩けるようになってきたヤマウチさんと、麻痺した右足に体重をかける練習をしていたときのことです。ヤマウチさんは怪訝な顔で次のように言いました。

右に（体重を）かけろ、かけろって言うけど、かかってませんか？　あの、よくわからないっていうか。自分ではかけてるつもりなんですけどね。（中略）どんな感じって聞かれても、うーん、タイヤの空気が抜けたみたいで頼りないからなー。どんな感じって、うーん、よくわからないなー。（ヤマウチさん・五〇代男性）

この時期のヤマウチさんの右足は、病気前と比べると力が入りづらい状態であり、彼の主観においては、まさに「タイヤの空気が抜けたみたい」で頼りなく感じられたのでしょう。このような状態ですから、いくら体重を右にかけるように指示しても、うまくいかないのは当然です。それでもまじめなヤマウチさんはなんとか右足に体重をかけようとしてくれました。しかし、そこには様々な代償動作が見られるだけでした。代償動作とは、ある動作が難しいときに別のやり方で補う動作のことです。右足にしっかりと体重をかけることに不安のあるヤマウチさんは、頭だけを極端に右に傾けて骨盤は左へ逃がしたり、逆に頭は左へ傾けて骨盤だけ右へ突き出すようにしたりする代償動作が目立ちました。これではしっかりと右足に体重がかかっているとは言えません。ここで求めていたのは、極端に頭や骨盤を左右のどちらかに傾けるのではなく、右股関節に上半身を鉛直上に乗せていくような動作です。このような動きを繰り返すなかで、支える感じを取り戻してもらいたかったのですが、なかなかうまくいきませんでした。

考えてみればこれは至極あたりまえのことでしょう。なぜならヤマウチさんは自分の姿勢や動いているときの「動く感じ」がよくわかっていないからです。認識の原点である自分の身体の状態がよくわかってない人に対して、漠然と「右足へ体重をかけてください」と指示しても、本人は困惑するばかりでしょう。

さて、それから数日後、ヤマウチさんと雑談をしているときのことです。話題は彼が昔やっていたボクシングにおよびました。ヤマウチさんの語りは遠い昔を懐かしむようにして、次第に熱を帯びてきました。すっかり昔に戻ったかの様子のヤマウチさんは、おもむろに立ち上がると、ボクシングのウィービングを実演しはじめました。ウィービングとは相手のパンチを受けないように、頭や上体を上下左右に動かす防御テクニックのことです。私は内心、バランスを崩して転びやしないかと心配でしたが、しばらく見守ることにしました。ところがびっくり、彼は実にリズミカルに上半身を左右に動かしているではありませんか。そしてこの動きが、先ほど述べた右足に体重をかける練習として見事に成立していたのです。以下はそのときのヤマウチさんの語りです。

えっ、これ、これでいいの？　なんだこれかー。うん、これならできます。こうやって、いち、にってやればいいんでしょ。うん、これならなんか右足にね、ピッて体重がかかったような気がしますね。（ヤマウチさん・五〇代男性）

どうやらヤマウチさんは右足に体重をかけられなかったわけではないようです。自分の身体がどのような状態なのか、またそのような身体をどのように動かしてよいかがわからなかったのです。このウィービングをきっかけとして、身体に刻み込まれた運動経験が目を覚まし、徐々に右足に体重をかけられるようになっていきました。そして先の語りからもわかるように、ヤマウチさんの中に「できる感」が発生していったと考えられます。その後は「ウィービングの要領で」という指示を出しながら練習を重ね、ヤマウチさんは歩いて退院となりました。

○「できる感」の発生とその意味の解釈

続いての例は、自宅の庭で脚立から転落し、右肩を強打して右上腕骨外科頸骨折を受傷したオザキさんです。オザキさんは手術こそしないですみましたが、しばらく肩を動かさないように固定していたため、右肩関節が動かしづらくなってしまいました。そこで通院リハビリが始まり、少しずつ肩関節を動かす練習を行うことになったのです。

数ヶ月が経過した頃です。オザキさんから次のような訴えがありました。

鏡見て動かす練習してますけど、どうしても右肩が上がるんですね。右肩下げなきゃと思ってやるけど、気がつくとどうしても上がってるんですね。別に痛みも減ってきましたし、あれなんですけど。でも、どうしても上がっちゃう。これ癖になっちゃったのかしら。それが気になってね。治るといいんですけど…。（オザキさん・六〇代女性）

この時期のオザキさんの右肩関節可動域（関節の動く範囲）は左肩と遜色のないくらい動くようになっていました。しかし、うまく動かせなかったときの癖が抜けず、手をあげたり前方に動かしたりするときに、どうしても肩全体が上がってしまう傾向が見られました。私はオザキさんに対して、肩甲骨を含めた肩全体を引き上げずに、手先のほうから動かすように指示を出しましたがうまくいきません。ペットボトルに手を伸ばす動作や、タオルでテーブルを拭く動作などを行いながら練習をしましたが、どうしても肩が上がってしまいます。

そのようなとき、私はオザキさんが長年にわたり水泳を趣味としていることを思い出しました。週に三回は泳ぎに行くほど、水泳は彼女の生活に染み込んでおり、生きがいとなっています。よってオザキさんの一番の希望は、また泳ぎに行けるようになることでした。そこで私は「テーブルの上で平泳ぎをするように両手を動かしてみてください」と指示を出したのです。オザキさんはテーブルに両手を置き、ゆっくりと平泳ぎの動きを始めました。やはり最初はどことなくぎこちなさが目立ち、右肩も上がっていました。ところがどうでしょう。時間が経つにつれて一定のリズムが出てきたではありませんか。最初は目立っていた右肩の緊張も力が抜け、徐々に下がってきました。そして手の動きと同期して、まるで息継ぎでもするかのように頭の上下運動が起こりはじめたのです。そのときのオザキさんの語りです。

あー、またこういう感じで泳ぎに行きたいですねー。泳いでるときは何も考えないで、水に任せて自然に体が動くというか、すごく気持ちがいいですよね。なんかこうやっていると、もうすぐ（泳ぎに）行けるんじゃないかって、うれしくなりますよね。私どうしてもね、これからの人生、また泳げるようになって、それが一番の希望です。（オザキさん・六〇代女性）

当然のことですが、このように語っているオザキさんは水中にいるわけではありません。しかしオザキさん自身は、あたかもプールの中で水の流儀に従って身を沿わせているような感じになっていたことが推察されます。そしてもうすぐ泳ぎに行けるのではないかという「できる感」が発生していることがわかるでしょう。ここで重要なことは、オザキさんにとって力を抜いて右手を動かせるという動作の成就は、単に「右手が楽に動かせる」ということを超えた、より全体的な状況の「善さ」としての意味を帯びているということです。ここでいう「全体的な状況の「善さ」としての意味」とは、再び生きがいとしての水泳ができるという人生の意味の取り戻しのことを指します。すなわちオザキさんは、生きがいとしての水泳を行うための要素として自らの動作の意味を解釈しているということです。したがって右手が楽に動くという動作の意味を「水泳という生きがいを取り戻す」という全体的な意味から逆に納得していることになるでしょう。オザキさんはこの練習をきっかけとして、次第に右肩の引き上げは目立たなくなっていきました。そして無事に外来リハビリは終了となったのです。

○動作の成就を超えて

先に芸事では習い始めは意識的に身体を動かし、まず外形を整えるところからスタートすると述べました。そして精進を重ね、意識しなくとも自ずとそう動かざるをえない境地まで至ることが「演じる」ということでした。リハビリ場面においても、患者さんに身体の動かし方の外形を整えるために意識的になってもらうこともあります。しかしリハビリの患者さんは、麻痺やケガの影響で身体を思うように動かせません。意識が過剰になりすぎると、かえってちぐはぐな動かし方になってしまい、袋小路に陥ってしまうこともあるのです。先のヤマウチさん、オザキさんがそのいい例と言えるでしょう。意識すればするほど求める動き方から遠ざかり、本人は「動きつつある感じの様態」をつかみきれずにいます。そのようなとき、身体に刻み込まれた運動経験を呼び覚ますと、事態を打開するきっかけとなることがあります。過剰になりすぎた意識をリセットし、自らの運動経験に身を沿わせてみる。そのとき患者さんは、あらかじめ考えられた空間上の点へと自らの身体を運んでいく意識から解放され、「動きつつある感じの様態」をとらえるチャンスが生まれるのです。

「動きつつある感じの様態」とは具体的に明確なものではなく、運動中に感じる「そうそう、この感じ」といった類のものです。ここではその感じを「できる感」と表現しました。この「できる感」は、動いている本人しか感じられない主観的なものです。よって量的に評価できるものではありません。しかしながら、自分の身体の動きを支えているこのような「感じ」がどのように発生しているのかを分析することはセラピストをはじめとした指導者にとって重要な視点でしょう。こういう「感じ」だとできる、こういうやり方ではできないという「感じ」が患者さんの意識に発生しなければ、動きのイメージは持てません。「できる感」が醸成されなければ、それは単に外形だけの真似になってしまい実践的な身体の動かし方は身につきません。したがって動き方を教える指導者は、いかにして「できる感」の萌芽を育て花開かせるかに心を砕くべきでしょう。

そしてさらに大切なことは、「できる感」の醸成に伴う動作の成就が、人生にとっていかなる意味があるのかという点に結びつくことです。オザキさんにとって右手が楽に動かせるという動作の成就が、生きがいとしての水泳を取り戻すという人生における意味を帯びていたように、動作の成就自体が目的化することなく、それを超えてより全体的な意味へと昇華することが重要なのです。一つの型の習得から多様な動き方へ分化していくこと、意識的な動かし方から、自ずとそう動かざるをえない境地へ達すること、そしてそれを人生という全体的な状況からどう意味づけるかということ、動きの指導にあたる者は、この一連の過程に丁寧に寄り添う姿勢を堅持していきたいものです。

第二十章
横並びの関係

○物を片づける人

ある障害者施設に十年以上通っているダウン症のカヤノさんの例です。ある日、カヤノさんの運動機能をチェックするために初めて声をかけました。しかし、カヤノさんは黙々と自分の作業（本、ノート、ＣＤケースなどを片づける作業）を続けるだけで、振り返ってもくれません。とにかくこのカヤノさん、その辺の物を棚や引き出しに片づけまくっています。施設の職員が「カヤノさん、ちょっと体の様子をみてもらいましょう」と声をかけても、まったく意に介さない様子でした。私もカヤノさんの正面に回って目を合わせようとしますが、視線が全く絡み合いません。それでもなんとか作業を中断してもらおうとしましたが、うまくいきませんでした。そうこうしているうちに、カヤノさんはものすごい勢いで個室トイレに駆け込んでしまったのです。

十五分くらい経ったでしょうか。やっと出てきたカヤノさんに職員が声をかけます。しかしカヤノさんは聞く耳を持たず、どこかへ駆け出そうとします。職員は必死に止めようとしますが、カヤノさんも激しく抵抗します。その様子はさながら相撲の押し合いのようで、埒が明かない状態になってしまいました。こうなると運動機能のチェックどころではありません。とりあえずカヤノさんには先ほどの作業に戻ってもらい、自分のペースで過ごしてもらうことにしました。こうしてカヤノさんとの初めての出会いは、その目的を遂げることができなかっただけでなく、何よりもカヤノさんに余計なストレスを与えてしまっただけという苦い結果となってしまったのです。

それから半月後、二回目の介入チャンスが訪れました。前回の反省を踏まえ、今度は本人の行っている作業を中断させないようにしようと決めて臨みました。「カヤノさん、こんにちは」とあいさつをすると、ひたすら作業を見守りました。カヤノさんは本を棚に片づけたり、ホワイトボードに書かれた字を消して、貼られてあるマグネットを隅のほうに寄せたりしています。そして作業が一段落したところを見計らって、「お疲れさまでした」と言って椅子を差し出しました。するとカヤノさんは抵抗することなく、その椅子に腰掛けてくれたのです。私もその横に椅子を持ってきて座りました。正面には先ほどカヤノさんが本をしまった棚があります。カヤノさんはじっと前を見据えていました。どうやら自分が片づけた本の辺りを見つめているようでした。私はカヤノさんの視線のやり場を注意深く探りながら、同じ所を見つめるようにしていたのです。

さて、しばらく二人でまったりとした時間を過ごしました。ふと横を見ると、そこには前回とは比べようもないくらい穏やかな表情のカヤノさんがいました。よし、これはチャンスだと思い、私はカヤノさんに足の状態をチェックさせてもらえないか尋ねてみました。カヤノさんは無言でしたが、拒否するような態度ではなかったため、そっと足に触れました。この段になってやっと膝や足の関節の状態をチェックすることができたのです。

しかし始めてから五分くらい経つと、カヤノさんはどことなくそわそわした感じになってきました。時計を見ると正午ちょっと前です。まわりではお昼の配膳が始まっています。この時間、いつものカヤノさんなら配膳作業で忙しく立ち回っている頃なのでしょう。自分も早く配膳作業をやりたいというカヤノさんの思いが、身体を通して伝わってきました。そしてついに我慢しきれなくなった様子で立ち上がると、頭に配膳用の三角巾を巻いて作業に取りかかってしまったのです。その日はそれで終了となりました。

その後もカヤノさんとの関わりは続きました。どうしたら良い関係性を築けるのか試行錯誤の連続です。しかし回数を重ねていくうちに、彼の態度に変化がみられるようになったのです。その過程において、私は次の二つのことに留意するようにしていました。一つには、カヤノさんが行っている作業を中断せずに見守り、一段落したら声をかけること。いま一つは、いきなりカヤノさんの身体に触れようとせず、横並びに座って彼の仕上げた「仕事」（整理された棚）をながめることです。そしてカヤノさんが落ち着いてきたら、徐々に身体に触れていくようにしたのです。

以上のようなことを心がけながら関わっていたある日、作業が一段落したカヤノさんに声をかけると、なんと自分から椅子に座って足を差し出してくれたのです。しかも上履きまで脱いでくれるというおまけつきです。このときは心の中で「やったー」と叫び、ちょっと小躍りしたいような気分になりました。それ以降、カヤノさんは私の指示に従ってつま先立ちや片足立ち、膝の屈伸運動などもやってくれるようになったのです。

○「片づけること」が次の行為を開いていく

ここでは時間経過にともなって、カヤノさんの態度が変化してきたことについて考えてみたいと思います。初回介入時、私たちはカヤノさんに対して運動機能をチェックさせてほしいとお願いしました。しかしカヤノさんはトイレに行ってしまい、しばらく出てきませんでした。では、カヤノさんのこの行動にはどのような意味があるのでしょうか。私たちを振り切ってトイレの個室にこもるということは、私たちから身体の隠蔽を図ったということです。身体というものが、この世界において他人との相互認知、相互交渉の手がかりであることを考えれば、身体の隠蔽は私たちとの交流を遮断したいというカヤノさんの意思表示とも解釈できます。それにもかかわらず、私たちはカヤノさんにお願いを重ねました。それがさらに事態を悪化させたてしまったのでしょう。カヤノさんは激しく抵抗し、結果として職員と「相撲状態」となってしまったのです。

おそらく、トイレの個室にこもるという最初の拒否反応は、カヤノさんが大切にしている日常的な作業を一方的に中断させようとしたことに対する異議申し立てであったのでしょう。そしてトイレから出てきた後の拒否反応は、先ほど異議申し立てをしたにもかかわらず、それがまったく汲まれなかったことに対する抵抗だったのではないでしょうか。言葉で気持ちを伝えることをしないカヤノさんにとって、駆け出す、こもる、突進するという行動は、全身を使った「ノー」という意思表示だったのです。このように、カヤノさんにとって出した物をきちんと片づけるという営みは、どうしてもやり遂げたいひとつの手続きということになります。

私たちの日常生活は様々な行為の連続で構成されています。そして行為はそれを支える諸手続きから成り立っています。さしあたり行為とは、ある個人が意志や目的をもってする意識的な行いのことであると定義してみましょう。この定義に照らせば、ある人が志望大学に入学することを目的として行う知的営みは、勉強という行為になるでしょう。そしてこの行為としての勉強は、本やノートを机の上に出すという手続き、本のページをめくったり、ノートをつけるという手続き、そして本やノートを片づけるという手続きから成り立っています。このような手続きは、日々同じ手順で繰り返されることによって、それらはひとつのリズムとなり、行為の基盤を支えることになるのです。このようにして行為の手続きにひとたび一連のリズムが生まれると、それを乱すような不測の事態の発生は、まさに不快なノイズとなって生活者を困惑させるでしょう。予期せぬノイズの発生によって、その日の生活リズムが狂ってしまったという経験は、誰しも身に覚えがあるのではないでしょうか。

しかし一方において、私たちには日常降りかかってくるノイズに臨機応変に対応する能力が備わっているはずです。今行っている作業をひとまず中断して、緊急性の高い作業を優先させなければならないこともあるでしょう。そうでなければ、何が起こるかわからない日常生活をスムースに送ることは不可能です。つまり私たちの日常生活には一定のリズムがあり、普段は意識することなくそれに従っていますが、ひとたび予期せぬ出来事が起こると、それに対応するために行為の手続きは改変されるということです。

ではカヤノさんはどうでしょう。彼の日常生活を構成する行為や行為を下支えする諸手続きの流れはかなり正確に決まっています。またひとつの行為の完遂に固執する傾向がかなり強いと言えます。そのためカヤノさんの場合、日常生活の流れを改変する余地は少ないように思われます。その意味において、カヤノさんは融通の幅が狭い人と言わざるをえません。しかし融通の幅が狭いがゆえに、ひとつひとつの作業（手続き）はとてもていねいで正確です。例えばホワイトボードに貼られた長方形型のマグネットをボードの隅に片づけるときも、上下のマグネットが寸分違わぬようにそろえることにこだわります。またＣＤケースを引き出しの中に入れるときには、ケースの角がずれないように正確に重ねていきます。引き出しを閉めるときに、何かの衝撃で角がずれると、もう一度引き出しを開けてそろえ直すほど徹底しています。ＣＤケースを片づけるとき、重ねたＣＤケースの角が多少ずれていても、引き出しの中に入れて扉を閉めれば、その片づけは成立したということもできるでしょう。しかしカヤノさんはそれを許しません。どこまでも彼自身のなかにある正確さを求め、その正確さが満たされることをもって片づけは完了するのです。このようなカヤノさんの正確無比な作業にはどのような意味があるのでしょうか。

介護現場で観察研究を行っている細間宏道によると、その人の何気ないささいな振る舞いが、実は何かをやり遂げるのに欠かせない手続きであったり、その人が暮らしてきた生活の手がかりのあらわれであることがあると述べています。そしてその振る舞いは、省略可能な無視してしまってよい振る舞いではなく、時間をかけても尊重すべき振る舞いであると言うのです。この説を援用するなら、カヤノさんにとってきちんとそろえて片づけるという作業は、ひとつの行為をやり遂げるのに欠かせない手続きであり、この正確な作業こそが毎日の行為を持続可能なものにしていると言えるのではないでしょうか。

カヤノさんは本を見たり、絵をかいたりした後は、必ず出した物をもとの場所にきれいに片づけます。この手続きをもって、彼の本を見たり絵をかいたりという行為が終了するのです。つまりカヤノさんにとって出した物をきちんと片づけるということは、ひとつの行為に区切りをつけ、次の行為に移るために省略不可能な手続きであると推察されるのです。そして重要なのは、ひとつの行為に終わりを告げるための片づけという手続きは、正確無比に行ってこそ成立するものであるということです。よってきれいに正確に片づけるという手続きの完遂が、次の行為を開いていくための条件であるということになるでしょう。

そのように考えると、カヤノさんの片づけを中断させようとした私たちの行動は不用意であったと言わざるをえません。むしろ彼の片づけを尊重すべきものとして見守るべきだったのです。そのこと気づき、二回目の介入からはカヤノさんが行っている作業を中断しないようにしました。そのことがお互いの関係性が変化するきっかけとなり、指示に従ってくれるようになったのかもしれません。相手が大切にしている日常生活上の手続きを見守るということは、相手を尊重すべき主体として扱うことに通じます。そうすることによって、こちらの要求を受け入れてくれる可能性が開けるのです。日常の手続きや決まりごとは決して固定的なものではなく、両者の関係性の変化によって改変可能なものです。カヤノさんとの関わりからそのことを教わりました。

○横並びという時間の共有

ここではもうひとつ別の視点から、カヤノさんの態度の変化について考えてみましょう。そこで注目したいのは、カヤノさんと横並びに座って棚を見る時間を共有したという点です。そのときの状況は次のようなものでした。カヤノさんと私は横並びにした椅子に座っていました。正面には、先ほどカヤノさんが本やＣＤケースを片づけた棚があります。二人ともぼんやりとその棚をながめています。私は時々カヤノさんのほうに視線をやります。そこには、きちんと片づけたことに満足しきったかのようなカヤノさんがいます。そして再び視線を正面に戻すと、私の目に件の棚が飛び込んできます。私はカヤノさんの満足した表情と相まって、整然としたその棚にある種の神々しさを感じていました。そのときでした、カヤノさんが私の方に一瞬視線を向けたのです。そして再び正面の棚を満足そうにながめるのでした。

では、整理された棚というひとつの対象を横並びで一緒に見るという時間の共有は、カヤノさんの態度の変化とどのように関係しているのでしょうか。そのことを考えるうえで確認しておきたいのが「一緒にひとつの対象を見る」ことが成立するための条件です。二人が互いに同じ対象を見ていることを納得し合うためには、私がその対象を見ながら、相手もまたその対象を見ていることを私が見る必要があります。つまり相手が同じ対象を見ていることを互いに確認し合うこと、これが「一緒にひとつの対象を見る」ことの成立条件と言えるでしょう。先の例の場合、私が棚を見ているとき、同時にカヤノさんも同じ棚を見ていることを私が見ることが必要です。また逆にカヤノさんの立場からすると、カヤノさんが棚を見ているとき、同時に私も同じ棚を見ていることをカヤノさんが見る必要があるということになります。

こうして「一緒にひとつの対象を見る」ことが成立すると、同一対象を見ている両者のなかに極めて重要な関係性が形成されることになります。浜田寿美男によると、見るということはただまなざしを注ぐということではなく、人が見て捉えた世界がその人の身体におのずと表現され、その表現された姿が、そばでその様子を見ている人に伝わることと述べています。つまり見ること自体が人と人をつなぐひとつの表現ということです。

カヤノさんが棚を見ているとき、その姿には自分がきれいに片づけた棚に対する満足感が伴っています。私はそのようなカヤノさんの姿を見て、彼の見方や感じ方、その棚に対する思いをなぞることになるのです。これはカヤノさんがその棚について抱く意味世界を了解することと言えるでしょう。私はこの段になって、カヤノさんにとっての片づけは、単に物をもとの場所に納めるということを超えたものであることを理解しました。先述したように、カヤノさんはＣＤケースやマグネットのわずかなずれも許しません。彼にとってずれの発生は、片づけそのものを崩壊させてしまうほどの由々しき事態です。カヤノさんにとってずれなく正確にそろえたり、納めたりすることは、片づけを成立させるためのルーティンとなっています。そして片づけはひとつの行為に区切りをつけるために不可欠なものと言えます。つまり日常生活の時間を進めるには、ずれなく正確な作業で片づけを成立させる必要があるのです。これが彼における片づけが、単に物をもとの場所に納めるということを超えたものであることの意味です。そしてきれいに片づけられた棚は、片づけの成立と次の行為へ移る条件がそろったことを確認するための象徴であると言えるのではないでしょうか。このようなことがカヤノさんの姿から伝わってきました。

一方、カヤノさんも棚を見ているだけでなく、私がそれを見ていることも見ています。カヤノさんはそのような私の姿を見て、私の見方や感じ方、すなわち、よくぞここまで几帳面に整理するものだという感嘆の表情まで見て取ってくれたのではないでしょうか。

ひとつの対象を一緒に見るという経験は、決してその対象を同時に凝視するということではありません。相手がどのようにその対象を見ているのかを見ることによって、互いの感じ方を交換し合うということです。このような経験を通して人と人の交流は一歩ずつ進んでいきます。最初は視線が絡み合うことさえ難しかったカヤノさんですが、棚というひとつの対象を介した時間の共有により、少しずつ目が合うようになってきました。目が合うとは、相手に向かっていく力を受け止め合っている状態のことであり、互いを主体として認め合っているということでもあります。関係性を結ぶのが難しい場合、横並びで何かを一緒に見る時間をつくるというのもひとつの方法かもしれません。たまにはこうした時間をゆっくりと持ちたいものです。

第三部

脳卒中者の支援について

脳卒中者の支援における三つの視点

ここまで多くの脳卒中者の語りを通して、様々な思いに触れてきました。そして多くの貴重な発見がありました。特に大切だと思われるのは、脳卒中者が自分という存在のあり方に対してどのような思いを抱いているか、すなわち自分という存在の意味や価値をどのように認識しているかという点が、その後の人生を大きく左右しているのではないかということです。

自分という存在のあり方に対する認識は、身体的状態、社会的状態、そして心理的状態という各要素が相互作用することによって生成されます。さらに時間性（主観的時間性）や状況性（おかれた環境や所属集団）という次元が加わることにより、多重に生成されることが読み取れました。どうやら自分という存在に対する認識は、常に一貫性をもつ不変不動のものではなく、時間性や状況性に影響を受けながら多元的な広がりをもつものであるようです。

してみれば、脳卒中者の支援を行う際には、身体的側面、社会的側面、そして心理的側面という三つの視点に、時間性や状況性という次元を加味して考えていく必要があるでしょう。以下においては、そのポイントについていくつかの提案を試みたいと思います。

視点・その一

身体的側面からの支援

ここでは脳卒中者における身体的側面からの支援について、身体機能、環境整備、そして外見・容姿という三つの視点から提案を試みます。身体機能面においては、いかにしたら脳卒中者に身体的有能感や身体の所有感を感受してもらえるかという視点から検討します。環境整備面においては、個人（身体）と環境の相互関係という視点からの支援について考えます。そして外見・容姿の問題においては、他者のまなざしへの対処という視点からいくつかの提案をしてみたいと思います。

○身体的有能感の向上に対する支援 ― **生態学的視点から①**

脳卒中による身体機能の変調は、立ち現れる主観的イメージ世界を変容させてしまいます。そして今まで簡単に行えてきたことができなくなることにより、有能感は低下してしまうでしょう。これらのことが相まって、脳卒中者は自分という存在のあり方について否定的な心理状態に置かれてしまいます。

このようなとき、どのように支援したらよいのでしょうか。その際に留意しておきたいのは、人間の運動行為とは個人（身体）、環境、課題の相互関係のもとに組織化されるという生態学的な視点です。脳卒中者を他者、事物、場所、組織、思考、情報、および価値を含む生態系の要素間における交互作用のなかの存在としてとらえる生活モデルに基づくアプローチは、問題をより多方向から統合的にとらえることができるでしょう。

つまり脳卒中による身体機能の低下が引き起こす自分という存在に対するネガティブな心理状態の原因について、個体（身体）と環境の一方にのみ問題を還元するのではなく、両者のインターフェイスにどのような現象が生起しているのかという点に注目すべきであるということです。したがって、ここでは個人（身体）と環境という双方向からの支援について提案していきたいと思います。

身体機能的側面における支援として重要なのは、いかに身体の有能感や所有感の向上を図るかという点にあります。この際ポイントとなるのが、「自分は周囲の環境に影響を与えることのできる存在である」ということについて、脳卒中者自身に気づいてもらうことが大切です。それにより自己効力感を持ってもらうのです。

そのためにはまず脳卒中者自身が能動的に「動く」ことによって、環境世界を「感じる」ことが重要になります。これは身体における知覚―運動系機能を活性化させ、環境世界の意味を把握する行為にほかなりません。人間は動きながら感じ、感じながら動くという絶えざる循環のうちで、環境世界に対する主観的なイメージが生起され、その概念や意味をとらえていく生物です。してみれば、支援の際になすべきことは、脳卒中者の能動的な運動をサポートして多様な環境世界に立ち会わせることでありましょう。そしてその過程で生じる豊かなイメージの表象や物事の概念把握を通じて、脳卒中者の自己効力感を高めることが求められます。

さてここで留意しなければならないのは、あくまでも脳卒中者の能動的な運動を支援するという姿勢を堅持することです。ここで第一部でも言及したヘルドらの研究を思い出しましょう。生育過程において能動的に自らの足で動いたネコでは、断崖を避けたり、近づいてくる対象に目を向けたりといった環境内での視知覚に問題はありませんでした。しかしゴンドラに乗せられて受動的にしか動けなかったネコでは、それらの視知覚の発達がみられなかったということです。この結果は環境と自らの能動的な身体運動との相互作用による知覚経験が、いかに重要であるかを教えてくれるものでありましょう。

またこれも先に言及した入来篤史らの研究では、サルに熊手を持たせて餌を手前に引き寄せるように仕向けたところ、今まで手を表現していた脳内ニューロンが、熊手までをも表現するようになったことを報告しています。これは手の身体図式が熊手まで延長されたことを示唆するものです。しかし注目すべきは、サルが単に手に持った熊手を眺めているだけではこの変化は起こらなかったという事実でしょう。

これらの報告は、身体として環境に能動的に働きかけていくという経験（しかもその経験は意味ある行為であることが重要）が、身体イメージや身体所有感を感受するうえで必須の条件となっていることを示唆するものです。したがって支援の際は、脳卒中者がどのようなモチベーションを有しているかについて洞察し、それに合致した能動的な運動を促していくことが必要でしょう。そして脳卒中者の身体機能や能力に改善の兆しがみられたとき、専門家は脳卒中者が自己身体の変化に気づけるような適切な支援をすることが大切となります。

心理学者のバンデューラは自己効力感を高める方略として言語的説得をあげています。タイミングのよい声かけは、他者によって承認されたという感情を抱かせ、自信が生起する契機となるでしょう。したがって専門家には、脳卒中者における活動のわずかな向上的変化も見逃さない観察力と、自信を持たせる言語的説得能力が必要なのではないでしょうか。以上のようなことを通して、脳卒中者は環境世界に働きかけていることを実感し、身体的有能感や身体所有感が高まっていくと考えられます。

○環境的側面に対する支援 ― 生態学的視点から②

ここでは環境という側面からの支援について検討してみましょう。ユニバーサルデザイン社会を研究している関根千佳によると、現在の日本にはまだまだバリアフルな街や物が多数現存しているため、「バリアフリーからユニバーサルデザインへ」という言い方はあまり現実的でないと述べています。そしてアクセス可能性を高めるには、バリアフリーという視点もまだ大切であると指摘しています。

このように環境バリアがまだ多く存在している現状を考えれば、そのことによって脳卒中者がネガティブな心理状態に陥ってしまうことも予想に難くありません。よって配慮しなければならないことは、環境へのアクセス可能性を高めること、すなわち身体と環境とのより快適な関係性を図ることと言えるでしょう。

具体策としては、まちづくり運動などでみられるような、公共環境の構造的問題を啓発していくようなマクロレベルでの働きかけから、入院中であれば外泊時を利用しての自宅での生活訓練や、退院前訪問調査による自宅環境整備などミクロレベルでの働きかけまでさまざまな支援を行うことが必要でしょう。

ここで重要な視点は、従来の社会モデルのように問題の原因を社会の諸制度や物理的障壁にあるとして除去を求めるだけでは、個別的支援とはなり得ないことに留意することです。なぜならこのモデルは、社会に対して問題提起をしていく契機にはなっても、脳卒中者個人の身体状況、アイデンティティ、感情等について語る回路を遮断しているからです。

したがって社会モデルのように諸バリアを除去するだけでもなく、医学モデルのように個人に障害克服を要請するだけでもない方向性が検討されなければなりません。対人援助学を研究する望月昭は、個人が現実の環境にどのように関係しているかが重要であると述べており、社会モデルでも医療モデルでもない「個人を中心とした方法論」を提唱しています。望月の論は、先述した生態学的視点と通底した理念を持つものです。

この方法論を参考にするなら、個々の脳卒中者が社会環境と出会うとき、その関係性においてどのような身体的、心理的状況が生起するかについて分析することが必要となります。そして分析に基づき、それぞれの方向から援助を実践することにより、個人と社会のより良い関係を築いていくことが大切です。脳卒中者と社会の相互浸透に注目する視座を持つことによって、より効果的な個別的支援の可能性が展開していくのではないでしょうか。

○外見・容姿への過敏性を軽減させるための支援

前記において脳卒中者の外見、容姿への過敏性が、他者存在を前提としたまなざしの構造化によってもたらされ、それが自己存在のあり方に対するネガティブな心理状態を引き起こす可能性があることについて述べました。ここではいま一度、そのような場合における支援の視点について考えてみたいと思います。

まずは「まなざす側である他者」という視点から支援のあり方について検討してみます。その端緒として、そもそも社会はなぜ身体障害者をステレオタイプ的に認知するのかについて考えてみましょう。その理由のひとつとして考えられるのが、社会参加している身体障害者の絶対数が少ないという点があげられます。そのため身体障害者の情報が少なく（偏った情報しかなく）、行動が予測できないため、ステレオタイプに頼って関係性を持たなければならないということになります。

社会学者である好井裕明の見解を援用するなら次のようになるでしょう。身体障害者という社会的カテゴリーは未だ十分に確立されておらず、そのため関係構築のためのガイドラインがない状態と言えます。つまり他者理解のための実践的で処方箋的な知識を持ち合わせていないため、スティグマ化されたステレオタイプ情報に頼り、硬直化した関係性を招いてしまうと考えることができるのです。

このようにステレオタイプ的認知が他者理解のための情報不足に起因するのであれば、身体障害者に対する知識を提供することにより、認知傾向を変化させるという方略も検討されてよいはずです。しかし単なる知識の提供のみでは十分な変化は得られないでしょう。むしろそこで必要とされるのは相互作用を通した接触体験です。ステレオタイプ的認知の低減には、両者が平等な立場で協同活動すること、そしてその活動を強く支持するような制度や体制が不可欠であることが指摘されています。このような点を考慮するなら、まずは脳卒中者が社会参加することにより、両者の接触体験を増やしていく必要があるでしょう。

ではどのようなプロセスにより、一般社会への参加が可能となるのでしょうか。例えば障害者が健常者社会でのコミュニケーションのとり方を学び直す方法として、同じ障害を持つ者同士の横のつながり、すなわちピアサポートの有用性について指摘する識者もいます。同じような境遇にある者同士が、経験を分かち合い、感情を解きほぐしていくことを要諦としたピアサポートは、一次的な社会参加を促す方法としては確かに有用かもしれません。

しかし注意しなければならないのは、ピアグループだけでまとまってしまい、そのグループごと一般社会から孤立するという事態が生じかねないということです。肝心なのは、一次的社会参加から二次的社会参加、すなわち一般社会へ出て行くことであり、障害者も健常者も普通にいるような社会をつくることでしょう。

そうであるなら、いかにしたら脳卒中者の二次的社会参加を促進していけるかが肝要になります。ひとつの方法としては、障害者雇用促進法の利用による一般企業での就労や、各種団体へのボランティア活動への参加など、可能な範囲で一般健常者とともに協業するという展開が考えられるでしょう。

コミュニケーション科学を専門とする三宅美博は、時間や空間という場が一人ひとりの人間により創出されるものとしてとらえる「共創システム」という立場から以下の趣旨を述べています。「個々人において創出される「いま、ここ」という時空間としての場が共有されなければ、連係プレーは決して実現できない。そして場の共有とは未来の経験を相互に共有することである」として、場を共有することの重要性を強調しています。

しがたって様々な属性を持った人々が、まずは場を共有することが多文化共生社会の第一歩となります。そのような場で脳卒中者が活動することができれば、外見、容姿への過敏性にも相対的減少がもたらされ、精神上にも好影響を与えることができるのではないかと考えられます。

次に「まなざされる側である脳卒中者の対処行動」に対する支援について検討します。多かれ少なかれ、脳卒中者は自らの外見や容姿に対して過敏になる傾向があります。それが著しく過剰になり、社会とのつながりを遮断してしまえば、社会参加などとてもおぼつかないでしょう。

このようなとき、過敏性を減少させるような実践知があれば、より社会参加しやすい状況をつくれると考えられます。その際に参考となるのが、チェンジング・フェイス（Changing Face）というイギリスの慈善団体の活動です。ここでは容貌のために相手との関係性に困難を抱えている人に、社会的なスキルトレーニングを実施しています。例えば相手のまなざしに先手を打って微笑み返したり、うなずいたりすることで相手を安心させ、その場の空気を親和的にすることを提案しています。このような実践は社会の身体障害者に対するステレオタイプ的な認知構造を変容させる契機になるのではないでしょうか。本邦でもこのようなプログラムを実施することは有益であると考えられます。以上のように、まなざす側、まなざされる側の双方が変化すれば、脳卒中者の外見、容姿への過敏性も少しずつ緩和される可能性があるのではないでしょうか。

視点・その二

社会的側面からの支援

ここでは社会的領域に対する支援について二つの視点から提案を試みます。ひとつは最も身近で重要な他者である家族からの承認という視点について、いまひとつは新たな社会的役割の創出という視点からの支援について検討してみましょう。

○家族支援 ― 家族承認を得るために

他人からの承認が、自分という存在のあり方に対する肯定的な認識を生成するうえで重要なことは周知のことと思います。人は常に脆弱な自己存在に対して不安を抱いており、その不安を払拭するために自己の存在価値を証明しなければなりません。この存在価値の証明には、他者からの承認が必要不可欠になります。他者評価を介さずに成立する独我論的な精神的満足は、ごく稀な例を除いては成立しません。なぜなら私たちを定義しかたちづくるのは他人であり、かつその視線であって、他人の視線や反応なしに自分たちが何者であるかを理解することはできないからです。つまり人は他人によって承認されるからこそ何者かとして存在するわけであり、何者かであろうとして私たちは最大限能力を発揮し、自己実現を図りたいと願う存在なのでしょう。

以上のことを参考にするなら、支援において重要なことは、いかにしたら脳卒中者が他者からの承認（以下、他者承認）を勝ち取ることができるのかということについて心を砕くことでしょう。ここでは家族からの承認（以下、家族承認）という点に的を絞り、どうしたら家族承認が得られるのか、その支援のあり方について提案したいと思います。

まず家族承認について考える前提として、他者から承認される様態とは、決して一様ではないことについて確認しておきます。一体、他人は脳卒中者の何に対して存在承認しているのでしょうか。その存在承認の対象の違いによって、脳卒中者の心理に与える影響は微妙に異なってきます。

例えば会社の上司が、部下である脳卒中者に対して「優秀な君が帰ってきてくれないと会社は困る」と声をかけたとしましょう。このとき上司は部下の優秀さを認め、会社への復帰を待っている旨を述べていることから、部下を承認している、すなわち他者承認が成立していると考えられます。一方、部下である脳卒中者も、そのように言われたことによって、承認欲求は充足されるものと思われます。しかしここで成立しているのは、労働力の提供とその承認という交換の原理に基づいた存在の「価値」の承認です。

では次の例はどうでしょう。重度の麻痺によって働けなくなった夫に対して「帰ってきてくれたらそれだけでいい」と妻が声をかけた場合です。このとき妻は夫のことを唯一無二の存在であり、ありのままとしての存在として承認しています。これは先の上司と部下における例のように、交換原理に基づいた「価値」としての存在承認とは異なります。あなた（脳卒中者＝夫）の存在そのものが私（妻）にとって有意味なものであるとする、存在の「意味」の承認であるということができるでしょう。

したがって他者承認には、存在の「価値」の承認というあり方と、存在の「意味」の承認というあり方の二通りのかたちがあり、両方とも脳卒中者における自分という存在に対する認識を肯定的に導く可能性があるということになります。

しかしここで留意しておかなければならないのは、存在の「価値」の承認は、相手が存在承認に値する「価値」を有する場合においてのみ成立するという点でありましょう。もし他人に「価値」を見出してもらえないときは、相手からの承認を得ることができず、それによって自分に対する否定的な認識が醸成されることになるでしょう

よって麻痺をはじめとした随伴症状を後遺する可能性の高い脳卒中者にとって、「価値＝能力」

の承認による存在証明は、「価値」の目減りによる非承認という危うさを伴うものと考えることができるのです。一方、存在の「意味」の承認においては、その人の存在そのものの承認＝実存的承認であると言えます。この実存的承認においては、たとえ麻痺を後遺していようと、存在そのものの有意味性はなんら色あせることはありません。したがっていかなる条件や留保もつけず、ひとりの人間存在として受け入れるというこの承認のあり方は、脳卒中者の肯定的な自己認識を根底から支えるものとなるでしょう。

さて、ここまで家族からの「意味」の承認は、かけがえのない家族の一員としての実存的承認であり、肯定的な自己認識が生成されるきっかけとなることについて述べました。しかし一方において、家族の過剰な回復への期待が、脳卒中者の心理的負担になっている例や、家族に介護負担をかけていることに対して忸怩たる思いを抱いている例があることも事実です。このような場合、家族関係がもつれてしまい、家族からの「意味」の承認が得られないこともあるでしょう。そのようなときは、複雑にもつれあった家族関係を調整し、円滑な家庭生活を構築するための家族支援という視点が重要になります。

従来わが国における障害者家族は、常に障害者の背後に押しやられ、障害当事者の支援者としての面が強調される傾向にありました。つまり家族のなかに障害者が出現すると、障害当事者と家族との関係は、介護という役割規定のなかで形成されていくことが多いということです。

しかし近年、生活者としての家族機能を担保していこうという議論が展開されてきていること は注目されます。家族がゆとりを持って生活を楽しんでいる方が介護も長続きし、かえって脳卒中者にも良い影響を与える可能性が指摘されています。逆に家族の疲弊した姿は、脳卒中者に介護負担をかけてしまっているという思いを生じさせ、ひいては介護が必要な身体になってしまったという思いを醸成させてしまうでしょう。

したがって家族へ介護負担をかけてしまっているという思いを緩和させるには、家族の生活機能を重視した援助を行うことも必要ではないでしょうか。脳卒中者の出現は家族に役割変更を強い、それに伴う心理的葛藤への対処も迫られます。この際、重要となるのが家族役割の円滑なシフトでしょう。

一般的に脳卒中者は、重病を患った者、すなわち患者として「依存する者」という役割を振られることになります。そして家族には介護の義務を負った「依存される者」としての役割が用意されています。この役割関係の一部でも変えることができるのなら、仮に依存状況に大きな変化がなくても、脳卒中者の依存意識には変化が生じることになるのではないでしょうか。

例えば脳卒中者＝患者（依存する者）という役割から、家族にとって唯一無二の存在、ただいるだけで家族に安心感ややすらぎ感を与えてくれる存在という役割へ変更できれば、それは実存的承認を得たことになり、脳卒中者の心理状態を好転させるものと考えられます。

人は他人に対して効力を及ぼしうると自覚したとき、自己存在の確からしさを実感できます。よって依存する者という役割から、家族に影響力を及ぼしうる者という役割への変更は、自分という存在への認識を高揚させるひとつの契機と言えるのではないでしょうか。そのためには家族機能が維持できるようにするための各種サービスの利用（訪問介護やレスパイトケア等の利用）や、心理的葛藤を解消するための家族カウンセリングが必須でしょう。したがって脳卒中者を含め、家族機能全体を支援していくという姿勢が有益であると考えます。

○役割の創出

人はある役割をもって社会参加し、そこで他者の承認を得ることにより自己が確立します。そしてそのような過程を経て、最終的には自己承認に至り、肯定的な自己存在に対する認識が生成されます。ここでは脳卒中者が役割をもって社会参加できるようにするための支援の視点について検討します。

生産年齢にある者にとって、雇用就労という職業的役割は自己実現を図るうえで重要なものです。特に中高年脳卒中者にとっては、経済的基盤の確保という切実な問題が存在し、また働けないという事実は自己存在の評価の低減をもたらします。よって可能な限り働ける場を確保するための就労支援は検討に値する支援策と考えられます。

リエゾン精神医学を専門とする渡邊俊之は、「職務内容をある程度限定する方向での職務再設計と必要な援助を受ければ、身体障害が比較的重度で高次脳機能障害を伴っていても復職の可能性が否定できない」と述べており、就労の可能性を広くとらえています。したがって脳卒中者の場合においても、支援つき就労（ジョブコーチ）などの資源が利用できるよう積極的に働きかけ、まずは就労の場を確保することが大切になるでしょう。

しかしここで議論されなければならないのは、職務内容の限定や変更による仕事の継続が必ずしも満足感を充足するに至らず、脳卒中者における自己評価の低下を引き起こす要因となり得るということです。このようなときに必要とされるのは、脳卒中者、雇用主の双方の希望と実現可能性を勘案して、できる限り脳卒中者の自己評価の低下をきたさないような職務再設計を行う調整能力だと思われます。

ここまでは就労雇用を想定した仕事という観点から援助の視点について述べました。しかし家事労働や地域社会における自治会活動やボランティア活動も、立派な社会的役割であります。人は何らかの社会的役割を担うことによって集団に所属し、社会参加していくものであることを考えれば、先に述べたような活動を継続、または新規に始められるように援助していくことも大切な視点と言えましょう。

私たちはいくつかの集団に所属しながら、そのなかで役割を担うことにより存在しています。つまり「私」とはいくつもの役割の集積としてある多層的な存在です。そしてこのような役割を通して他人に承認されることにより、その集団は自分の「居場所」となっていきます。よって居場所とは自らの存在を承認してくれる重要な場であると言えるでしょう。

社会学者の阿部真大は、このような居場所をたくさんつくっておくことの重要性について指摘しています。なぜならひとつの居場所への極端な依存は、その居場所が居場所でありえなくなったとき、その人の存在を支える拠りどころが失われてしまうことになるからです。したがって就労雇用にこだわらない社会的役割や参加を通した「居場所づくり」を積極的に支援する必要があるでしょう。

しかしながらここで問題となるのは、特に都市部を中心に社会参加すべきコミュニティが崩壊してしまっているという現実です。核家族化、職住分離、子育てや介護の社会への外部化といったライフスタイルは、地域の連帯とは逆の位相にあると言えます。就労雇用以外の社会的役割が、家庭や地域社会での活動を通して実践されることを考えれば、コミュニティの崩壊は深刻な事態と言わざるをえません。したがって経済的対価を求めないところでの社会的役割の創出は、家族も含めたコミュニティをどのように組織化していくかという問題でもあるのです。

役割を担った社会参加が自己効力感を高め、自分という存在に対する認識の向上を促すためには、コミュニティ再建という問題と向き合っていくことも重要となります。そのうえで、どのようにしたら多様な社会的役割を創出していけるかを模索していくことが必要なのではないでしょうか。

視点・その三　心理的側面からの支援

ここでは心理的側面に対する支援について検討します。第一部で明らかにしたように、脳卒中者の中には、あきらめと淡い期待という相反した心理を抱え込んだ「あきらめ半分」という状態で現状に適応しようとする傾向がありました。いま一度、この「あきらめ半分」という状態の人に対する支援について考えてみたいと思います。

○「あきらめ半分」という適応形態の尊重

旧来、障害者に対する心理的支援の援用理論として「障害受容論」という理論が汎用されてきました。自らの病いや障害に固執することなく、新しい方向へ価値転換を図ることを推奨する価値転換論などはその典型例です。

しかし「あきらめ半分」というどっちつかずの心理状態は、このような障害受容論の説く適応状態とは異なるものです。もともと障害受容論とは西洋的な精神性に基づいた理論と言えます。

西洋思想における病気に対する考え方は、基本的に否定の精神から出発しているため、病気や障害は乗り越えるべき対象となります。よって病気や障害に負けずに新たな価値を模索し、そのための対処戦略（コーピング）の遂行が尊ばれることになるのでしょう。

しかし日本人の病気に対する考え方や死生観は、そのような西洋思想とは相容れない部分があるのではないでしょうか。例えば西洋の哲学では生死は分離できますが、日本の思想においては生と死の間に明確な境界はないとされます。よって生は死のなかに曖昧に入り込み、死も生のなかに入り込んでいます。

古来より一病息災という言葉があるように、日本人は病気や障害との共存が可能であり、どっちつかずの状態で日々の暮らしに適応してきたと言えます。人間存在の根底にある「生・老・病・死」という四苦は、人間が生存していくうえでの厳然たる事実です。日本人はその四苦に対して、いわゆる諸行無常の精神、すなわち四苦という事実に対する静かな認識とあきらめをもって対処してきたのではないでしょうか。

してみれば、西洋思想のように病気や障害を全否定し、「あるべき受容」を措定してしまうと、日本人の精神性に合致した「あきらめ半分」という適応形態が抑圧されてしまう危険があると言えましょう。

このように考えると、日本人脳卒中者はあきらめと期待というアンビバレンスな状態を抱え込みながら、ある程度の期間を過ごしつつ折り合いをつけていくと理解したほうがよさそうです。公衆衛生学や健康科学を研究する杉澤秀博によると、脳卒中者が主観的幸福感の回復を図るには、平均二年という時間が必要であると述べています。また医師の岡本五十雄は、脳卒中者が自分の障害を認めるのに四～五年間はかかるとしています。これらを参考に考えると、脳卒中者は二～五年の間、身体に関して何らかの改善期待を抱いていると言えそうです。

さらに稲月聡子は、あきらめ体験の心理的意味の重要性について以下のように述べています。「あきらめ体験」においてはくり返しくり返し「あきらめなければならないこと」を知りながら、その一方で「あきらめ」たくないという気持ちを抱いており、そのどうにもならない気持ちから、新たな動きがある日生まれていくことなのである、としています。したがって発症後五年程度の期間においては、一律に回復の断念を強制するのでなく、モラトリアムな期間として心理的支援を維持しながら社会適応を図っていくという視点が必要なのではないでしょうか。

では具体的にはどのような心理的支援をしていくのがよいのでしょうか。その際のポイントは「あきらめ半分」という適応形態は尊重しつつも、あまり回復の可否に拘泥しすぎず、むしろ自己効力感の醸成を支援することが有益であると考えます。その援用理論として、一九八〇年代より注目されだしたリカバリー（回復）という考え方があります。これは病気や障害は完全には治らないかもしれないが、自尊心や人生は取り戻すことができるという考え方を基本理念とするものです。打ちひしがれた無力な状態からもう一度人生を生き直す。そのため支援にあたる人は、その人の強みに着目しながらエンパワメントを図り、希望を与え続けることが大切であるとされています。

このようなリカバリーの過程のなかで、脳卒中者に「自分も社会に貢献できる」という自己効力感を与えることができれば成功でしょう。「人は一方的に他人の世話になるだけでは元気が出ない。自分も相手の役に立つことで元気になる。（Helping you helps me）」というヘルパーセラピーの考え方は、自尊心の向上や人生の再生にとって極めて有用であると言えます。したがって支援の際は、リカバリーの理念のもと、脳卒中者と共に社会参加の道＝他者貢献の道を模索していくことが重要であると言えるでしょう。

参考文献

阿部真大、居場所の社会学 生きづらさを超えて、日本経済新聞出版社、二〇一一

尼ヶ崎彬、ことばと身体、勁草書房、一九九〇

天児牛大、重力との対話 記憶の海辺から山海塾の舞踏へ、岩波書店、二〇一五

アンジュー（福田素子訳）、皮膚ー自我、言叢社、一九九六

飯島裕一・新村拓、健康不安社会を生きる、岩波書店、二〇〇九

生田久美子・北村 勝朗 編著、わざ言語 ー 感覚の共有を通しての「学び」へ、慶應義塾大学出版会、二〇一一

石川九楊、名僧の書ー歴史をつくった50人、淡交社、二〇一二

石川 准、アイデンティティ・ゲームー存在証明の社会学、新評論、一九九二

市川 浩、精神としての身体、講談社学術文庫、一九九二

市川 浩、〈身〉の構造、講談社、一九九三

五木寛之、他力、講談社、二〇〇〇

稲月聡子、「あきらめ」の意味に関する一研究（2）「あきらめ」概念の「切る」ものとしての意味、大阪大学教育学年報、2003; 8: 235-246

岩隈美穂、見る立場から見られる立場へ 人はいかにして「障がい者」になるのかについての一考察、Quality Nursing、2004; 10(7): 13-17

岩村吉晃、タッチ、医学書院、二〇〇一
内田樹、街場の現代思想、文藝春秋、二〇〇八
内田樹、中沢新一、日本の文脈、角川書店、二〇一二
内山節、日本人はなぜキツネにだまされなくなったのか、講談社、二〇〇七
海野弘、足が未来をつくる ― 視覚の帝国から足の文化へ、洋泉社、二〇〇四
エーコ（和田忠彦訳）、永遠のファシズム、岩波書店、一九九八
大橋明、あきらめに関する心理学的考察 ― その意味と概念について ―、中部学院大学・中部学院短期大学部研究紀要、2008; 9: 23-34
岡田美智男、対話とは何か、言語、1996; 25(1): 56-63
岡田美智男、コミュニケーションに埋め込まれた身体性 ― ロボット研究からのアプローチ、言語、2008; 37(6): 36-63
岡本五十雄、地域リハビリテーション 病院外来診療、総合リハ、2004; 32: 1127-1132
小此木啓吾、対象喪失 ― 悲しむということ ―、中公新書、一九七九
荻上チキ、社会的な身体～振る舞い・運動・お笑い・ゲーム、講談社、二〇〇九
オング（桜井直文・他訳）、声の文化と文字の文化、藤原書店、一九九一
金子明友、身体知の形成、明和出版、二〇〇五
金原ひとみ、蛇にピアス、集英社、二〇〇六
唐沢真弓、北山忍、日本的自尊心の構造、日本心理学会第五九回大会発表論文集、1995: 112
河合隼雄、母性社会日本の病理、中央公論社、一九八〇

河合隼雄、中空構造日本の深層、中央公論社、一九九九
北山修、幻滅論、みすず書房、二〇〇一
北山修、意味としての心、みすず書房、二〇一四
キューブラー＝ロス（川口正吉訳）、死ぬ瞬間の対話、読売新聞社、一九七五
河野哲也、〈心〉はからだの外にある－「エコロジカルな私」の哲学、日本放送出版協会、二〇〇六
栗原彬、差別とまなざし、栗原彬編『日本社会の差別構造（講座 差別の社会学）』、弘文堂、一九九六
源河亨、音の不在の知覚、科学基礎論研究、2014; 41: 1-11
小関智弘、職人ことばの「技と粋」、東京書籍、二〇〇六
ゴッフマン（丸木恵祐・本名信行訳）、集まりの構造 ― 新しい日常行動論を求めて ゴッフマン社会学4、誠信書房、一九九一
ゴッフマン（石黒毅訳）、スティグマの社会学―烙印を押されたアイデンティティ、せりか書房、二〇〇一
古東哲明、ハイデガー＝存在神秘の哲学、講談社、二〇〇二
小浜逸郎、エロス身体論、平凡社、二〇〇四
小林秀雄、小林秀雄全作品〈十七〉私の人生観、新潮社、二〇〇四
近藤四郎、ひ弱になる日本人の足、草思社、一九九三
熊谷晋一郎、大澤真幸、ひとりで苦しまないための「痛みの哲学」、青土社、二〇一三
櫻井圭記、フィロソフィア・ロボティカ ― 人間に近づくロボットに近づく人間 ―、毎日コミュニケーションズ、二〇〇七
佐々木正人、からだ―認識の原点、東京大学出版会、一九八七

サルトル（松浪信三郎訳）、存在と無―現象学的存在論の試み・一―三、筑摩書房、二〇〇七―二〇〇八
シェーラー、シェーラー著作集8、白水社、一九七七
ジャーメイン（小島蓉子編訳）、エコロジカル・ソーシャルワーク　カレル・ジャーメイン名論文集、学苑社、一九八七
白井利明、希望の心理学 時間的展望をどうもつか、講談社、二〇〇一
杉澤秀博、疾病管理と主観的幸福感の側面からみた脳血管疾患既往者の療養生活の実態とその関連要因に関する研究、日本公衛誌、1991; 38: 70-78
鈴木 忠、飯牟礼悦子、諦観と晩年性 ― 生涯発達心理学の新しい概念として、白百合女子大學研究紀要、2008; 44: A101-127
関根千佳、「誰でも社会へ」デジタル時代のユニバーサルデザイン、岩波書店、二〇〇二
瀬戸賢一、メタファー思考―意味と認識のしくみ、講談社、二〇〇五
大坊郁夫、粧うことと癒すこと、鍋田恭孝編『こころの科学177』、日本評論社、二〇〇四
高田利武、「日本人らしさ」の発達社会心理学―自己・社会的比較・文化、ナカニシヤ出版、二〇〇四
竹内聖一、「はかなさ」と日本人―「無情」の日本精神史、平凡社、二〇〇七
竹内敏晴、からだとことば、井上 俊・他編『岩波講座現代社会学4 身体と間身体の社会学』、岩波書店、一九九六
竹田青嗣、陽水の快楽―井上陽水論、河出書房新社、一九九〇
谷 徹、これが現象学だ、講談社、二〇〇二
帖佐 悦男・他、学校健診における運動器検診の普及に向けて　宮崎方式　なぜ子供の頃からロコモティブシ

ンドローム予防が必要か・課題とその対策、日本臨床スポーツ医学会誌、2013; 21(3): 574-580
塚本芳久、運動の生物学~臨床家のための運動学入門、協同医書出版社、二〇〇一
デーケン、悲嘆のプロセス―悲しみを通しての人格成長、曽野綾子・アルフォンス・デーケン編、生と死を考える―生と死を考えるセミナー第1集、春秋社、二〇〇〇
傳田光洋、皮膚感覚と人間のこころ、新潮社、二〇一三
得猪外明、へんな言葉の通になる―豊かな日本語、オノマトペの世界、祥伝社、二〇〇七
戸矢学、カリスマのつくり方、PHP研究所、二〇〇八
長崎 浩、動作の意味論―歩きながら考える、雲母書房、二〇〇四
中村雀右衛門、私事 死んだつもりで生きている、岩波書店、二〇〇五
波平恵美子、脳死・臓器移植・がん告知 死と医療の人類学、福武文庫、一九九〇
ナンシー(西谷 修)、侵入者―いま〈生命〉はどこに? 以文社、二〇〇〇
西 研、哲学的思考 フッサール現象学の核心、筑摩書房、二〇〇五
野中猛、心の病 回復への道、岩波書店、二〇一二
パークス、(桑原治雄・三野善央訳)、死別―遺された人たちを支えるために、メディカ出版、二〇〇二
長谷川如是閑、日本さまざま、大法輪閣、一九六二
濱口恵俊、間人主義の社会日本、東洋経済新報社、一九八二
浜田寿美男、「私」とは何か―ことばと身体の出会い、講談社、一九九九
日比裕泰、人物描画法、ナカニシヤ出版、一九九四年
ブルデュ(今村仁司・港道 隆訳)、実戦感覚1、みすず書房、二〇〇一

ヴァルデンフェルス（山口一郎・鷲田清一監訳）、講義・身体の現象学―身体という自己―、知泉書館、二〇〇四
フーコー（田村 俶訳）、監獄の誕生―監視と処罰、新潮社、一九七七
ベルク（宮原 信訳）、空間の日本文化、筑摩書房、一九九四
ベルンシュタイン（工藤和俊訳・佐々木正人監訳）、デクステリティ 巧みさとその発達、金子書房、二〇〇三
ホール（日高敏隆・佐藤信行訳）、かくれた次元、みすず書房、二〇〇〇
細間宏道、介護するからだ、医学書院、二〇一六
本田哲三、一戸美代子、患者家族の障害受容と適応、総合リハ、1995; 23: 651-654
松岡正剛、日本流、筑摩書房、二〇〇九
松本 学、顔の変形を有する人をとりまく環境とその支援 Changing Faces ワークショップのこころみ 第二回、ヒューマンライツ、2004; 193: 46-49
三浦雅士、考える身体、NTT出版、一九九九
見田宗介、近代日本の心情の歴史、講談社、一九六七
三宅美博、共創システムと場の共有―共創シンポジウム二〇〇五―、第六回システムインテグレーション部門学術講演会、2005; 437-438
ミンコフスキー（中村 雄二郎・松本 小四郎訳）、精神のコスモロジーへ、人文書院、一九八三
向田邦子、無名仮名人名簿、文藝春秋、一九八三
メルロ＝ポンティ（中島盛夫訳）、知覚の現象学、新装版第1刷、法政大学出版局、二〇〇九

メルロ＝ポンティ（滝浦静夫・木田 元訳）、眼と精神、みすず書房、一九六六
モース（有地亨・山口俊夫訳）、社会学と人類学II、弘文堂、一九七六
望月 昭、「障害」と行動分析学「医学モデル」でも「社会モデル」でもなく、立命館人間科学研究、2001; 2: 11-19
矢田部英正、椅子と日本人のからだ、筑摩書房、二〇一一
矢田部英正、日本人の坐り方、集英社、二〇一一
柳田邦男、陣田泰子、佐藤紀子、その先の看護を変える気づき ― 学びつづけるナースたち、医学書院、二〇一一
山内隆久、偏見解消の心理、ナカニシヤ出版、一九九六
山折哲雄、和楽六月号、小学館、二〇一四
山際寿一、「サル化」する人間社会、集英社、二〇一四
山口創、皮膚感覚の不思議 ― 「皮膚」と「心」の身体心理学、講談社、二〇〇六
山野 保、未練の心理 ― 男女の別れと日本的心情、創元社、一九八七
山本七平、「空気」の研究、文藝春秋、一九九七
湯浅泰雄、湯浅泰雄全集 一五 心身論（II）、ビイングネットプレス、二〇一二
養老孟司、日本人の身体観、日本経済新聞社、二〇〇四
好井裕明、障害者を嫌がり、嫌い、恐れるということ、石川 准・倉本智明編『障害学の主張』、明石書店、二〇〇二
依田 新、青年の心理、培風館、一九五〇
ルロワ＝グーラン（荒木 亨訳）、身ぶりと言葉、筑摩書房、二〇一二

レヴィ＝ストロース（大橋保夫訳）、野生の思考、みすず書房、一九七六
鷲田清一、老いの空白、弘文堂、二〇〇三
鷲田清一、顔の現象学ー見られることの権利、講談社、一九九八
渡邊崇子、就労の現状と問題点、総合リハ、2002; 30(9): 811-816
渡辺俊之、家族関係と障害受容、総合リハ、2003; 31: 821-826
和辻哲郎、面とペルソナ 和辻哲郎全集第十七巻、岩波書店、一九九〇

Affleck G et al. Social comparisons in rheumatoid arthritis accuracy and adaptational significance. Journal of Social and Clinical Psychology. 1988; 6(2): 219-234

Bandura A. Self-efficacy: toward a unifying theory of behavioral change. Psychological review. 1977; 84(2): 191-215

Buunk BP, Collins RL, Taylor SE, et al. The affective consequences of social comparison: either direction has its ups and downs. Journal of Personality and Social Psychology. 1990; 59(6): 1238-1249

Engel GL. A life setting conducive to illness: The giving up-given up complex. Bulletin of the Menninger Clinic. 1968; 32: 355-365

Head H, Holmes G. Sensory disturbances from cerebral lesions. Brain. 1911; 34: 102-245

Heine SJ, Kitayama S, Lehaman DR. Cultural differences in self- evaluation：Japanese readily accept negative self-relevant information. Journal of Cross-Cultural Psychology. 2001; 4: 434-443

Held R, Hein A. Movement-Produced stimulation in the development of visually guided behavior. Journal of

Comparative and Physiological Psychology. 1963; 56: 872-876
Iriki A, Tanaka M, Iwamura Y. Coding of modified body schema during tool use by macaque postcentral neurones. Neuroreport. 1996; 7(14): 2325-2330
Sanders GS. Social comparison and perceptions of health and illness. In GS. Sanders & J Suls (Eds.), Social Psychology of Health and Illness. Hillsdale New Jersey: Lawrence Erlbaum.1982: 129-157
Shukla GD, Sahu SC, Tripathi RP, Gupta DK. A psychiatric study of amputees. The British Journal of Psychiatry: the journal of mental science. 1982 ;141:50-3
White K, Lehman DR. Culture and social comparison seeking. Personality and Social Psychology bulletin. 2005; 31(2): 232-242
Wiles R et al. Patients' expectations of recovery following stroke : a qualitative study. Disability and Rehabilitation. 2002; 24: 841-850
Wood JV, Taylor SE, Lichtmen RR. Social comparison in adjustment to breast cancer. Journal of Personality and Social Psychology. 1985; 49(5): 1169-1183

著者略歴

結城 俊也（ゆうき・としや）

23年間にわたり千葉中央メディカルセンターに勤務。

現在、都内の障害者施設に勤務しながら、図書館等において医療健康講座を開催している。

専門理学療法士（神経）、介護支援専門員、博士（医療福祉学）。

著書に『認知症予防におすすめ図書館利用術　フレッシュ脳の保ち方』（日外アソシエーツ、2017）、『パッと見てピン！動作観察で利用者支援　理学療法士による20の提案』（日本図書館協会、2017）が、共編に『リハビリのプロがすすめる健康寿命を延ばす1000冊』（日外アソシエーツ、2018）がある。

リアル脳卒中　患者200人の生の声

2018年3月25日　第1刷発行

著　　者／結城俊也
発 行 者／大高利夫
発　　行／日外アソシエーツ株式会社
〒140-0013 東京都品川区南大井6-16-16 鈴中ビル大森アネックス
電話 (03)3763-5241（代表） FAX(03)3764-0845
URL http://www.nichigai.co.jp/
発 売 元／株式会社紀伊國屋書店
〒163-8636 東京都新宿区新宿 3-17-7
電話 (03)3354-0131（代表）
ホールセール部（営業） 電話 (03)6910-0519

印刷・製本／株式会社平河工業社

ISBN978-4-8169-2708-9　Printed in Japan,2018